"山西省中医药传统知识保护数据库"项目

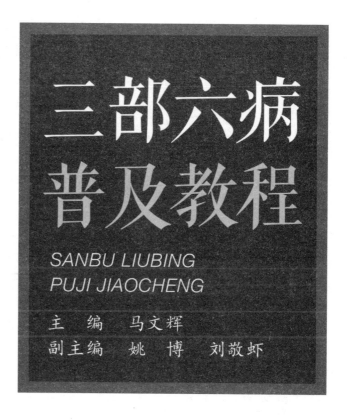

三部六病
普及教程

SANBU LIUBING
PUJI JIAOCHENG

主　编　马文辉

副主编　姚　博　刘敬虾

古往今来，学术是人类智慧的结晶，应该是不分古今、中外、尔我，是则是，非则非，永远以先进代替落后。

——刘绍武治学思想

山西出版传媒集团

山西科学技术出版社

图书在版编目（CIP）数据

三部六病普及教程／马文辉主编．—太原：山西
科学技术出版社，2017.9（2020.11重印）
ISBN 978 - 7 - 5377 - 5559 - 7

Ⅰ.①三… Ⅱ.①马… Ⅲ.①《伤寒论》—研究
Ⅳ.①R222.29

中国版本图书馆 CIP 数据核字（2017）第 172055 号

三部六病普及教程

出　版　人：赵建伟
主　　　编：马文辉
责　任　编辑：宋　伟
封　面　设计：吕雁军

出　版　发行：山西出版传媒集团·山西科学技术出版社
　　　　　　　地址：太原市建设南路 21 号　邮编：030012
编辑室电话：0351 - 4922078
投　稿　邮箱：shanxikeji@ qq. com
发行部电话：0351 - 4922121
经　　　销：全国新华书店
印　　　刷：山西新华印业有限公司

开　　　本：787mm×960mm　　1/16　　印张：6.5
字　　　数：85 千字
版　　　次：2017 年 9 月第 1 版　　2020 年 11 月山西第 3 次印刷
印　　　数：8001 - 10000 册

书　　　号：ISBN 978 - 7 - 5377 - 5559 - 7
定　　　价：25.00 元

本社常年法律顾问：王葆柯
如发现印装质量问题，影响阅读，请与发行部联系调换。

三部六病学说是阐发《伤寒论》的一个实用的中医临床理论体系、开启中西医结合大门的一把钥匙、西医学习中医的一本好教材。中医经典难学更难精，三部六病易学易用，推广这个学说，西医学习中医为最合适群体，大大裨益于深化卫生体制改革和贯彻落实中西医并重方针。

原山西省卫生厅中医药管理局局长
文　渊

contents 目录

1

3

第一章

三部六病医学流派历史沿革

三部六病学说是全国首批500名老中医药专家学术经验继承工作指导老师之一刘绍武（1907－2004）毕生研习《易经》《内经》《伤寒论》和现代医学后提出的崭新学说。该学说运用辩证唯物主义的理论和老三论、新三论形成了一套认识和治疗疾病的完整体系，是对《伤寒杂病论》的继承和发展。在后学不断传承与发扬过程中，逐步发展成为特色鲜明的学术流派。

刘老1924年业医，1930年受《皇汉医学》启发逐渐放弃时方，专攻经方。1944至1945年，三部六病学说初步成形。1962年由刘老讲述，李志魁整理的《仲景学说观》油印成册，三部六病学说由此首次在中医界曝光。此后由于政治运动频繁，直到1971年刘老才重新开始讲述三部六病学说。1980年后山西中医学院、山西医学院、首都医科大学陆续自发成立了三部六病学术团体，从此掀起了学习、研究三部六病学术的热潮。

1990年前后，刘老在实践过程中逐步整理发现：人体可区分为整体、系统、局部三个层次，针对"整体"需运用"整体气血论"，针对"系统"要使用"三部六病"辨证论治体系，针对"局部"需运用"局部证治观"。至此，三部六病学说形成了针对机体三个层次辨证论治的理法方药体系。

刘老一生广收良徒，其弟子因学习背景不同而分为师承、西学中和学院三派，他们对三部六病学说形成了各具特色的研究方向，这里仅列举其中具有代表性和贡献突出者。

一、师承弟子拜师前或无医学背景，或曾亲身从事中医临床工作多年，师从刘老后对三部六病学说和《伤寒杂病论》进行了应用与整理，进一步挖掘和全面继承，其代表人物有胡连玺、闫云科、臧东来、康守义等，代表论著有《伤寒一得》《临证实验录》《经方躬行录》《中医·三部六病翼·试习伤寒论》等。

胡连玺是在专业媒体上公开发表三部六病学术观点的第一人，他在《试论〈伤寒论〉"六经"当为"六病"》（《新中医》1979年

7卷4期12－16页）详尽论述和解读了《伤寒论》中"经"的含义，认为"经"与"病"为本质不同的两种概念，系统严谨地批驳了"六经辨证"，为三部六病学说树立了旗帜，为其推广普及奠定了基础，在三部六病学术流派发展史上具有里程碑式的意义。

臧东来提出《伤寒论》依据疾病发病时间划分六病，六病"欲解时"当为六病发病的时辰，即太阳病发于"从巳至未上"，余皆仿此。刘老整理研究《伤寒论》时以病位、病性划分六病，在解读条文时常需更改条文病名，易给人以篡改原文之感。臧东来发现以六时确定六病的规律，避免了对条文的过多更改，使《伤寒论》研习更清晰、流畅。

康守义易柴胡协调基方中的小柴胡汤为桂枝汤，补充了以桂枝汤为协调基方的系列方剂。他发现部分患者长期服用柴胡协调方，见效慢，疗程长，常半途而废，他认为《伤寒论》中柴胡剂和桂枝剂是两大系列方剂，柴胡证的主证是"胸胁苦满"，桂枝剂的主证是"腹动亢进"，遇四脉兼见腹动亢进者当用桂枝协调方。

二、西学中弟子从前多有西医学背景，师从刘老后将三部六病学说与西医学的理论进行了融合和创新，其代表人物有郭维峰、刘惠生、宿明良等，代表论著有《三部六病》（内部资料，1978年、1985年两版）《伤寒临床三部六病精义》《伤寒论三部六病师承记》等，代表成果有中医刘绍武三部六病电子计算机诊疗系统、芪味糖平胶囊、中医四脉脉诊测量仪等。

郭维峰是系统整理三部六病学说的第一人，其整理稿为三部六病学说提供了文字材料，更方便其传播推广。

刘惠生将三部六病学术中的部分方剂、诊疗经验进行成果转化。他主持研制了"中医刘绍武三部六病电子计算机诊疗系统"，开发了治疗糖尿病的"芪味糖平胶囊"、治疗进行性肌营养不良症和重症肌无力的肌复灵、治疗紫癜性肾炎的血宁口服液等制剂。他倡导在自然演化系统观指导下建立融汇中西医学的系统医学，认为三部六病学说是沟通中西医学的桥梁。

宿明良是中医四脉脉诊测量仪研发工作的重要成员，他从物理学角度探讨"四脉"脉理，还亲身参与脉诊仪人机对照研究。脉诊仪的出现使得"四脉"不再是"心中了了，指下难明"的临床经验，而成为客观通用的诊断指标。

三、学院弟子从前多有中医学背景，他们或接受过系统正规的中医学教育，或多年亲身从事中医临床工作，师从刘老后对传统中医知识进行了梳理，将其有益元素整合到三部六病学说当中，其代表人物有马文辉、赵卫星、石西康、丁永斌、白玉金，代表论著有《刘绍武讲评〈伤寒杂病论〉》《刘绍武三部六病传讲录》《三部六病薪传录——经方的继承与创新》《三部六病薪传录2——拜谒仲景，研习经方》等。

马文辉追溯三部六病学说的理论渊源。他指出中医学基本理论是建立在古天文历法上的思辨框架，"一分为三"研究的是事物的空间结构和时间秩序，"一分为二"研究的是事物的属性，三阴三阳是"一分为二"和"一分为三"的有机结合，是时、位、性、度四位一体的表现。仲景以三阴三阳六病分篇，作为《伤寒论》的辨证纲领，是病时、病位、病性的完美统一。

赵卫星、石西康、丁永斌、白玉金等人将三部六病学术的理论与方剂应用于临床各科疾病的经验、体会进行了总结和阐述，明确提出其在心脏疾病、呼吸系统疾病、水肿病、风湿病、亚健康态等方面的使用要点。

2000年后刘老第三代、第四代弟子陆续走上历史舞台，他们对三部六病学术的推广和研究工作正在等待时代的考验。如今三部六病学术流派立足于山西中医界，影响遍及全国中西医学及众多相关领域，因其鲜明的学术特色已成为当今伤寒学界的一支独立力量，在全国医学流派中具有重要地位。未来三部六病学术流派将引导越来越多的中医学子研习经方，为推广经方使用做出努力，为振兴山

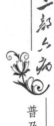

西中医乃至全国中医理论创新发展贡献力量！

　　著名中医多学科学者沈福道教授曾经评价说："三部六病学说是由著名中医学家刘绍武创立的医学理论。按照系统科学的理论和方法，可以建立《内经》和《伤寒论》理论的'三部六病说'。其思想基础是根据一般系统论的原则，把整体划分为表、半表半里、里三个不同的空间，每一部以阴阳不同的病性，划分为六类证候集合群，谓之六病。机体患病的空间位置虽广，但不超过三部；病情变化尽管多种多样，但不越六病，据此便可创立与此相应的理法方药体系，解决目前中医分科重复多样的问题，充分体现了系统的辨证论治原则，将有利于中医的整理和提高。"

第二章

三部六病纲要（图表）

一、三部六病系统结构图

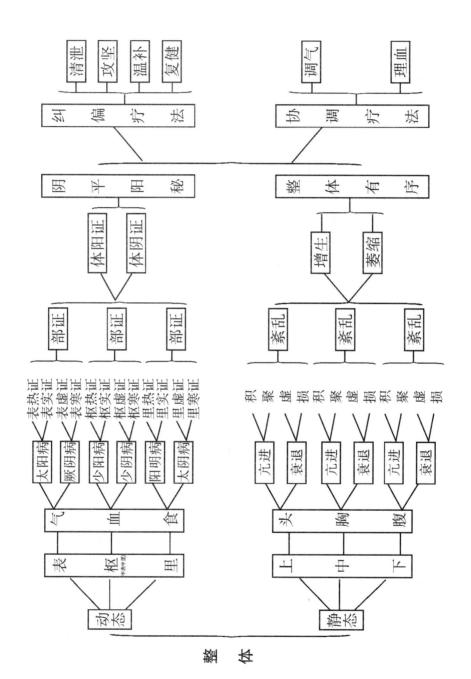

二、三部六病生理结构图

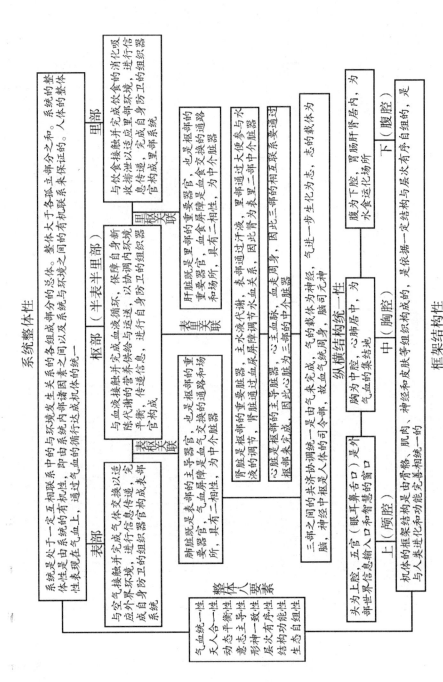

三、三部六病病理结构图

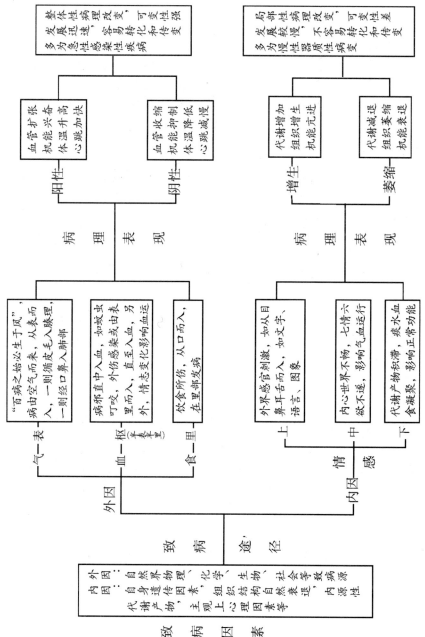

四、三部六病辨证结构图

证的概念： 证是物质和能量在时空中分布不均衡的表现，生理状态下，这种不均衡是有一定限度的，机体随时对这种偏差进行调整，病理状态下，系统外部无明显征象，病理状态下，这种稳态被打破，机体就表现出一系列不适应反应，这就是证

证的产生：

病源—[表框 / 里框]—编码 → 病道（神经血管）载体 → 质粒转微子 受体 → 病证（效应）

证的特性：

- 证的多样性：同一疾病其表现形式可由不同性质多种多样的，有许多证产生的质疑，有许多证的共性证，是非特异的或间接的非特异的
- 证的传变性：证是疾病的信息传递，证是疾病所产生的质变标志着疾病的传变
- 证的复合性：证的复合是定多种多样的，相关因果复合，有不相关复合，复合后多影响修造

辨证规程：

- 按部定证：辨证之初，首先辨识病位，定位定性，次以定证，病位不越表里三部，上性不出六病，十二单证及增生萎缩，兴奋抑制
- 据证定证：辨证定性以后，辨证定证，定位定性，病方，非此证不用此方，非此方不治此证
- 以方定方：众证相汇构成一个证的病性，教药相依组成一个方剂的汤性，以方定名，两相释映

辨证纲要： 三部辨证纲要　整体局部辨证纲要

整体局部辨证纲要

整体（紊乱）					
阳亢（溢）变	气郁（滞）变	脏病	腑病（腐）（聚）	血瘀（瘕）（痹）	其他
五官　眼　耳　口　鼻		心　肝　脾　肺　肾	胆　胃　小肠　大肠　三焦　膀胱		皮肤　骨骼　肌肉　神经

增生	萎缩
良性	恶性
可逆	不可逆

三部辨证纲要

	体阳证						体阴证					
	太阳病	少阳病	阳明病	厥阴病	太阴病			表热证	里热证	枢热证	表虚证	里虚证	枢虚证
合病 兼证												

证的概率：$C_{12}^1 + C_{12}^2 + \cdots + C_{12}^{11} + C_{12}^{12} = 4095$

五、三部六病论治结构图

论治观——医者所凭者，方药，处方所依者，治则，对疾病的治疗也就是通过药物的激活、抑制、催化等作用，未对抗系统负熵增加，以协调气血统一性，促进生态自组织，恢复层次有序性，调整动态平衡性。

药物的作用——药源—[表、枢、里]—以口咽胃肠肝 编码→药道（血管）→载体（红白细胞）→受体→解除证

治疗大法——
纠偏 对阴阳盛偏的病变，采取对抗的办法，重新达成正常，使之恢复。汗、吐、下、温、清、补、消等纠偏疗法灵活的具体应用。

协调 对机体的整体不协调，采用协调的办法，以恢复机体的自然疗能，进行双向调控，调理，和解是协调疗法以达成机体协调的具体应用。

方 证 举 例

白虎汤证		小柴胡汤证			小柴胡汤证
白虎加人参汤证	白虎加人参汤证	通脉四逆汤证	四逆汤证	生姜泻心汤证	调神汤证 调心汤证 调肠汤证
葛根麻黄汤证	柴胡芒硝汤证	当归桂枝汤证	人参附子汤证	半夏泻心汤证	中枢汤证
银翘散证	黄芩汤证	当归四逆汤证	附子汤证	甘草泻心汤证	理目汤证 理髎汤证 健脾汤证
麻杏石甘汤证	栀子豉汤证	桂枝加桂汤证	真武汤证	黄连汤证	调肺汤证 调肝汤证 调胃汤证
大青龙汤证	调胃承气汤证	桂枝加厚朴杏子汤证	茯苓四逆汤证	桂枝甘草汤证	溃疡汤证 理消汤证 调经汤证
麻黄汤证	桃仁承气汤证	桂枝新加汤证	五苓散证		决渎汤证 排石汤证 利肠汤证
	黄芩阿胶汤证	复诊茯苓半夏汤证	桃花汤证		解肌汤证 祛风利湿汤证
葛根汤证	大黄泻心汤证		理中汤证		消胀解毒汤证 理心复脉汤证 调滋汤证
桂枝加葛根汤证	大陷胸汤证		四逆加人参汤证		攻坚汤证 清喉汤证
葛根加半夏汤证	大陷胸丸证		桂枝去桂加茯苓白术汤证		攻坚汤证 复健救证 三核二香汤证 鸡甲散证 团鱼丸证
麻黄加葛根汤证					
甘草干姜汤证					

第三章

三部六病讲义

第一节　三部六病辨证论治理论体系的
学术渊源与三部的划分

　　三部六病学说是全国首批 500 名老中医药专家学术经验继承工作指导老师之一刘绍武先生（1907 - 2004）多年研习《伤寒论》后提出的崭新学说。该学说运用辩证唯物主义的理论，形成了一套认识和治疗疾病的完整体系。它来源于《伤寒论》，又是对《伤寒论》的继承和发挥。

　　马文辉系刘绍武先生弟子，三部六病医学流派学科带头人，第二批全国中医临床优秀人才，承担多项省级和国家级课题，培训基层医生近万名，编写了以《刘绍武讲评〈伤寒杂病论〉》《刘绍武三部六病传讲录》和《三部六病薪传录》为代表的多部学术著作，发表了以《古天文历法是中医基础理论的思辨框架》《〈伤寒论〉的三部定位和六病辨证》等为代表的专业论文四十余篇，研制开发了神康合剂等六类制剂品种。

　　三部六病学说依据人体可区分为整体、系统、局部组织器官三个层次，逐渐形成了整体气血论、三部六病辨证论治理论体系、局部证治观三部分内容，其中三部六病辨证论治理论体系是三部六病学说的主体部分。本系列的前半部分着重讨论三部六病辨证论治理论体系，整体气血论将在本系列稍后篇章中详细论述，局部证治观由于体系庞大，内容丰富，限于篇幅，不能尽述，故在本系列最后篇章中举具体疾病为例加以论述，以呈现其基本面貌。

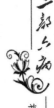
一、三部六病辨证论治理论体系的学术渊源

三部六病辨证论治理论体系是以《伤寒论》为基础建立起来的。《伤寒论》的哲学思想源于《周易》"一分为二"和"一分为三"的思想；《伤寒论》受《内经》影响也很深，但并非借鉴了其经络思想，而是取法于《素问·阴阳离合论》中"开阖枢"的思想。

《周易》"一分为二"的阴阳属性论是《伤寒论》辨证分型的总纲。一分为二、阴阳对立统一的法则是宇宙间的普遍法则，《伤寒论》把这种阴阳属性论引入了辨证论治的全过程，同时把抽象的哲学阴阳变为具体的医学阴阳。

《周易》"一分为三"的三极结构论是《伤寒论》辨证定位的基础。三极上中下，三才天地人，三极和三才是《周易》结构层次的宇宙观和方法论。结构是功能之本，无结构也就无功能，离开了三极结构，阴阳将无所依托，不复存在。《伤寒论》把三极思想引入辨证论治后，即形成了"三部"的概念。

《周易》的"三极六爻"思想是《伤寒论》"三部六病"的渊源。六爻是卦的基本单位，是结构和功能的高度统一。《伤寒论》把"三极六爻"思想引入辨证后，就形成了"三部六病"的辨证方法。三部为表部、里部、枢部（亦称半表半里部）；六病为太阳病、阳明病、少阳病、太阴病、少阴病、厥阴病。三部之中发生病变，兼三部而两之，故成六病。

《内经》中的"三阴三阳"有多种含义，大家较为熟悉的是其作为经络命名时的含义。经络之阴阳由络属脏腑及循行部位所决定，在表在外者属阳，在里在内者属阴。十二经络发生病变后临床表现多为线型分布，或反映于所络属的脏腑。

《伤寒论》六病的命名与《内经》十二经脉不属于同一个概念范畴。六病取法于《素问·阴阳离合论》之"三阳之离合也，太阳为开，阳明为阖，少阳为枢……三阴之离合也，太阴为开，厥阴为阖，少阴为枢"的阴阳论述，所以表阳为开，表阴为阖，里阳为阖，里阴为开，一开一合，对立互根；半表半里居中为枢。三部阴阳开合失常，就会出现六病。三部是对机体结构层次的划分，六病是三部之中所发生的病理性反应。六病的阴阳是用以说明疾病的时间、空间、属性。

二、三部六病辨证论治理论体系中三部的划分

人体结构虽然复杂，但均可以抽象理解为三部：暴露于自然界的表部，包裹在内的里部，介于两者之间的枢部（亦称半表半里部）。在人体这个圆筒结构内，装填着担负人体生命活动的各个系统、器官和组织。

1. 表部

人体中与外界相接触的部分和支撑机体的躯壳框架为表部，以肺脏为主导。在动物进化过程中，肺脏逐渐取代了皮肤呼吸的功能，肺与皮毛关系密切，功能相连。因此，皮肤、运动系统、呼吸系统、生殖系统、外周神经等属于表部范畴。表部的功能是适应环境，并与之发生密切关系，以完成呼吸、运动、体温调节和与外界的信息互换。

2. 里部

人体中与饮食相接触的部分为里部。在人体，上自口腔，下至肛门，以平滑肌组织为主形成了一条粗细不匀、弯曲缠绕的管道，构成了有机的里部系统。这其中，胃承担着"主受纳"的功能，在饮食的传输方面起主导作用。《伤寒论》中用"胃家"代表胃、小肠、大肠等腑系统；小肠承担着"主运化"的功能，小肠将经过胃初步腐熟的食糜充分消化、吸收，使水谷精微进入体内。因此，里部的功能是适应饮食，完成水谷和水液的摄取、消化、吸收、排泄。

3. 枢部

人体中通过大血管与心脏相连的部分为枢部。枢部以心为主导，

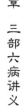

表部吸入的清气和里部吸收的水谷精微注于心，合化为赤而变成新鲜血液。血液在心脏的推动下，环周不休，营养全身，人体中任何一处都要有血液的灌注才能发挥正常的生理功能。血液无处不到，是各种功能活动的物质基础。中枢神经、心、肝、胰、脾、肺、肾、内分泌腺体等内脏都属于枢部的范畴。枢部横跨表里二部，其功能是沟通表里内外，因此枢部又叫半表半里部。

4. 表部、里部、枢部共同构成有机的整体

表部、里部、枢部在结构和功能上相互独立，又相互关联，每一部都不能离开整体而单独存在。表部与空气接触，吸清吐浊，完成气体交换；里部与食物接触，运化水谷，完成营养物质的吸收和糟粕的排泄；由表部摄取的清气和里部摄取的水谷精微，在体内通过一系列的生化过程形成血液。血液的循环，沟通了表里，形成了枢部（半表半里部），初步达成了机体的完整和统一。

肺脏既是表部的主导器官，又是枢部的重要器官，因为在肺脏的终末结构肺泡的两边，一边是外界的空气，另一边是川流的血液，肺脏通过其特有的结构将外界与血液联系起来，血气屏障是血气交换的通路和场所，因此肺脏具有二相性，为表部与枢部的中介脏器。肝脏和胰脏既是里部的重要器官，又是枢部的重要器官，还是体内第一和第二大消化腺，其分泌的胆汁、胰液、多种激素和酶与饮食的消化吸收和利用关系密切，里部吸收的水谷精微也均需通过肝脏进入体循环，血食屏障是血食交换的通路和场所，因此肝脏和胰脏具有二相性，为里部与枢部的中介脏器。肾脏是枢部的重要器官，通过血尿屏障调节血水关系，主管水液代谢的调节，表部通过汗液，里部通过大便亦参与水液调节，因此肾脏为表里二部的中介脏器。心脏是枢部的主导器官，心主血脉，血走全身，三部的相互联系要通过枢部完成，心脏为三部的中介脏器。

当体内各部分处于阴平阳秘的状态时，正常的生理功能得以发挥。当体内任意一部分出现偏盛偏衰的状况时，就会发生各种疾病。

当机体各部出现实性或热性改变时，会发生三阳证（表阳证、里阳证、枢阳证）；出现虚性或寒性改变时，会发生三阴证（表阴证、里阴证、枢阴证）。三阳证和三阴证是体内矛盾相互对立的结果，有时阳性和阴性的表现会因一定的条件，既相互对立，又相互渗透，使得疾病只表现出所在部位的部性，而呈现出非寒非热非虚非实的混合性，这种状态称为"部证"。三阴三阳证和每部的部证均对应一种治疗方法，以下三篇将详细论述三部六证九治法。

思考题

1. 三部六病学说分为哪三部分？其划分依据是什么？

2. 三部六病辨证论治理论体系中的"三部"分别指什么？"六病"分别指什么？"三部"的范畴各是什么？"三部"各有什么功能？

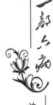
第二节　三部六病表部证的证治

　　根据矛盾对立统一的原则，各种致病因素作用于机体，可能会发生对立性的反应，也可能会发生统一性的反应。当发生对立性反应时，机体会出现阳性和阴性两种变化，三部会出现六类不同的证候群，即六证；当发生统一性反应时，机体会出现只表现出病变所在部位的部性而寒热虚实属性并不明显的症候群，即三部的部证。本篇主要探讨表部表阳证、表阴证和表部部证的证治。以后两篇将分别讨论里部和枢部疾病的证治。

　　任何一种疾病都有其独特的症候，称为纲领证，亦称主证。纲领证中有的证候是疾病主要矛盾的暴露，对诊断起决定作用，称为核心证。纲领证之外，往往还有许多其他症候，称为一般证。诸多证候中核心证是主导，无此证则诊断不能成立；纲领证是疾病诸多证候的重要代表，是伴随核心证而存在的。因此，临床辨证只要有核心证，即可确诊。如果纲领证俱在，则诊断更为全面。

　　三部六病针对疾病的发生发展规律和病症的表现形式形成了两大疗法，一是当机体出现对抗性的疾病应变态势，表现为大热、大寒、大虚、大实之证时，采用对抗的方法，寒则热之，热则寒之，虚则补之，实则泄之，称为纠偏疗法；一是当机体出现非对抗性的疾病应变态势，表现为非寒非热非虚非实的阴阳错杂之证时，采用非对抗的方法，平和阴阳，调畅气血，协调机能，称为协调疗法。六证为机体出现对抗性的疾病应变态势，故治疗六证选用纠偏疗法；三部的部证为机体出现非对抗性的疾病应变态势，故治疗三部部证选用协调疗法。

一、表阳证的证治

核心证：头项强痛。

纲领证：头项强痛，发热恶寒，无汗，脉浮，或咳喘。

诊断部位：头部。

治则：汗法，辛凉解表。

主方：葛根麻黄汤（即麻杏甘石汤加葛根）：葛根 30g、麻黄 10g、杏仁 15g、石膏 30g、甘草 10g。

主药：葛根。

副主药：麻黄。

表阳证的主证根据《伤寒论》第 1 条、第 7 条、第 31 条选出。头为诸阳之会，邪气侵袭肌表，首先表现在头面，故头项强痛为表阳证的核心证。表阳证为表部的实热证，阳证必发热，表阳证的发热当为发热恶寒并见；自汗为表虚，无汗为表实，故表阳证当有无汗；肺与皮毛相表里，故表阳证当有咳喘，但咳喘未必人人皆见，故为或然证。

从体内祛除病邪有三条途径：发汗、利小便、通大便。表阳证部位在表，病性属热，故治疗宜用汗法，辛凉解表。因第 31 条项背强几几与第 1 条头项强痛性质相同，强度不同，故借第 31 条葛根汤中之葛根做主药，与辛凉剂麻杏石甘汤组成表阳证主方葛根麻黄汤。

葛根麻黄汤中，葛根性凉，既可发汗解表，又能清热生津，为主药；麻黄发汗力强，驱邪外出为副主药；石膏清热解表，可限制麻黄之过汗；麻黄佐杏仁，可宣降肺气以定喘；甘草可安胃和中。

【医案举例】

温某，男，48 岁。1973 年 9 月下旬，因事夜出，时届中秋，深夜已凉，着衣单薄，次日遂发热恶寒，咳嗽无汗，头痛体痛。诊其脉浮而数，苔薄而白，舌尖红，为表阳证，与葛根麻黄汤 1 剂，服药后一刻钟，觉周身发热，继而汗出，约 2 时许，汗止热除。一夜

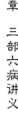

安睡，病即霍然。（马文辉.刘绍武三部六病传讲录［M］.北京：科学出版社,2011:205.）

二、表阴证的证治

核心证：手足逆冷。

纲领证：手足逆冷，脉细，肢节痹痛。

诊断部位：四末。

治则：温通法，温通血脉。

主方：当归桂枝汤（即当归四逆汤）：当归 15g、桂枝 10g、白芍 10g、甘草 10g、细辛 5g、通草 10g、大枣 10 枚。

主药：当归。

副主药：桂枝。

表阴证的主证根据《伤寒论》第 337 条、第 351 条选出。手足距离心脏最远，表部虚寒时，手足逆冷首先出现，故手足逆冷为表阴证的核心证。表虚气血周流不畅，故脉细；气血循行不利，不通则痛，故肢节痹痛。

表阴证的基本病理是四肢气血循环障碍，体表得不到气血的濡养，出现表部虚寒的征象，故治宜温通血脉，选用第 351 条当归四逆汤为主方。

当归为主药，既能活血通脉，温煦四肢，又兼补血之功；桂枝性温，协助当归温通经脉，以畅血行为副主药；桂枝、甘草相合辛甘化阳补气；芍药、甘草相合酸甘以化阴补血；细辛沟通上下联络表里；通草通经活络。为突出主药作用，故表阴证主方更名为当归桂枝汤。

【医案举例】

赵某，女，42 岁。1970 年时随丈夫住黑龙江，每逢冬时则双手发冷，未介意。1974 年返晋南后，其冷渐趋严重，遇冷则双手厥冷更甚，并见青紫，伴疼痛，得暖后青紫渐消。西医诊为"雷诺氏症"。1975年初冬就诊时，气温尚暖，而棉手套已不敢少离。诊其脉沉细，舌质略淡。此为血不荣末，阳不外达，证属表阴证，与当归桂枝汤。药10剂明显好转，共服60剂康复如常，次年冬亦未再发。（马文辉.刘绍武三部六病传讲录［M］.北京:科学出版社,2011:207.）

手足逆冷既是表阴证的核心证，又是一切厥证的共同表现。引起手足逆冷的原因很多，彼此之间有着本质区别，因此，诊断表阴证最重要的是和各类厥证相鉴别。

1. 热厥　由于邪热遏伏，阳不外达，而致手足逆冷的病证。此证与表阴证的鉴别要点在于它有脉滑、谵语、自汗出三证。方选白虎汤。（参考《伤寒论》第350条、第219条）

2. 蛔厥　由于蛔虫寄生人体，加之胃肠寒热失调，蛔虫扰动而出现的腹痛和四肢厥冷的病证。此证与表阴证的鉴别要点在于它有复时烦躁、须臾复止、常自吐蛔三证。方选乌梅丸。（参考《伤寒论》第338条）

3. 痰厥　由于痰饮为病，郁结胃中，使气机不得畅通，气血不得以运行，不能温煦肌肤而见手足厥冷的病证。此证与表阴证的鉴别要点在于它有脉乍紧，邪结胸中，心下满而烦，饥不能食四证。本证之手足逆冷，是痰饮积于胃中所致，痰除则厥自愈。方选瓜蒂散。瓜蒂散使用时当注意：滑脉者最宜，迟脉者亦可，最忌数脉、失血和吐血证。（参考《伤寒论》第166条、第355条）

4. 实厥　由于热邪入里，结于阳明，邪热遏阻，阳不得伸，而出现手足逆冷的病证。此证与表阴证的鉴别要点在于它有先热后厥，大便难，热极谵语三证。方选调胃承气汤或大承气汤。（参考《伤寒论》第335条）

5. 寒厥　由于大汗大下损伤阳气，阳气衰微，而出现手足逆冷的病证。此证与表阴证的鉴别要点在于脉微细。方选四逆汤。（参考《伤寒论》第354条）

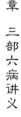

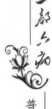

三、表部部证的证治

主证：项背强几几，恶风，有汗或无汗，骨节疼痛。

治则：温经解表。

主方：葛根汤：葛根12g、麻黄9g、桂枝6g、芍药6g、甘草6g、生姜9g、大枣4枚。

主药：葛根、桂枝。

表部部证的主证根据《伤寒论》第14条、第31条、第35条选出。项背强几几是头痛项强的类证，本证虚实并存，寒热错杂，故见恶风、有汗或无汗、身痛、腰痛、骨节疼痛。

表部部证的性质为表部寒热虚实俱在，治以温经解表，选用第31条葛根汤为主方。

方中桂枝汤、麻黄汤汤性俱在，葛根、麻黄治表阳，桂枝汤治表阴，方中以葛根、桂枝突出其治疗重点，故为主药，在表部难辨阴阳时，就用葛根汤治疗。

【医案举例】

周某，男，23岁。患者正月中旬劳累至子夜，汗出湿衣，外出感受风寒，当晚腰背四肢疼痛不已，右臂尤甚，不能持物，不能穿衣。中医药治疗半月痛终不已，来诊时见恶寒无汗，骨节酸楚，溲清白，口不干，舌红润苔薄，脉弦细紧。患者表阴表阳证俱在，与葛根汤一剂，药后便身汗出，臂痛大减，关节屈伸自如，又用桂枝加葛根汤与桂枝新加汤调护善后。（闫云科,闫俊.临证实验录［M］.北京:中国中医药出版社,2005:325.）

思考题

1. 表阳证、表阴证、表部部证的主证、治则、主方、主药各是什么？

2. 表阴证和各类厥证的鉴别要点各是什么？

第三节　三部六病里部证的证治

里阳证和里阴证是里部发生对立性反应的表现，里部部证是里部发生统一性反应的表现。里阳证为实为热，里阴证为虚为寒，里部部证寒热虚实属性并不明显，只表现出里部的部性。

一、里阳证的证治

核心证：胃家实。

纲领证：胃家实，发潮热，自汗出，大便难。

诊断部位：腹部。

治则：下法，泻热除实。

主方：大黄芒硝汤（即大承气汤）：大黄 15g、芒硝 10g、枳实 10g、厚朴 10g。

主药：大黄。

副主药：芒硝。

里阳证的主证根据《伤寒论》第 180 条、第 208 条、第 212 条、第 215 条选出。里阳证为里部实热证，饮食积滞，热邪壅盛，以胃家实为其核心证。实有其物，积而不去，转化为致热源经肠黏膜吸收入血后引起发潮热；里部郁热蒸腾，津液外泄，故自汗出；里热炽盛，汗出伤津，故大便干结难下。

里阳证热实互结，机体功能障碍与有形物质蓄留形成恶性循环，治疗须泻热除实，恢复机体功能，选用大承气汤为主方。

方中大黄为主药，攻下泄热；芒硝为副主药，软坚排便；枳实增强肠胃的节律蠕动；肠内容物蓄积，易发酵产气，厚朴可排气消胀除满。为突出主药作用，将里阳证主方更名为大黄芒硝汤。

【医案举例】

贾某，男，28岁。患者平素鲜有疾病，秋收时出现发热恶寒，头痛骨楚，某医与十神汤，药后大汗淋漓而热不见退，日晡尤甚，持续40℃左右八日余，额痛如裂，谵语妄言，病室内秽气甚重，患者裸卧，唇焦舌裂，面赤气粗，汗出蒸蒸，大便五日未行，胸膛灼热，脐周胀痛拒按，舌苔黄燥，脉沉滑。观其脉证，知邪热内盛，燥屎已成，与大黄芒硝汤一剂，泻三四次，当晚身凉而安。（闫云科，闫俊.临证实验录［M］.北京：中国中医药出版社，2005：14.）

消化道内的有形实邪包括食、血、痰、水四类，四类物质堆积均会形成里阳证，不同类型的里阳证其选方用药亦各不相同。

1. 食

小承气汤重在消胀除满，同时也能排除燥屎，用于腹大满不通者。调胃承气汤重点在于泻热，用于发潮热、谵语者。大承气汤是二者的综合，既可泻热又能除满。（小承气汤参考《伤寒论》第208条、第209条、第214条，调胃承气汤参考第70条、第105条、第248条，大承气汤参考第252条、第320条）

2. 血

桃仁承气汤泻热祛瘀，用于少腹急结，舌紫暗者。抵当汤行瘀逐血，药力猛于桃仁承气汤，用于舌紫斑，小便自利，喜忘如狂，小腹硬，大便色黑，虽硬反易者。（桃仁承气汤参考《伤寒论》第106条，抵当汤参考第125条、第237条）

3. 痰

大陷胸汤用于水邪结于胸胁，热邪实于肠胃，表现为脉沉紧，心下痛，按之石硬者。大陷胸丸证为大陷胸汤证合葶苈子证，用于大陷胸汤证伴见项强如柔痉状，喘鸣迫塞者。（大陷胸汤参考《伤寒论》第135条，大陷胸丸参考第131条）

4. 水

十枣汤用于胸腹腔积水者。（参考《伤寒论》第 152 条）

二、里阴证的证治

核心证：腹满。

纲领证：腹满，或吐或利，时腹冷痛。

诊断部位：腹部。

治则：温健法，温里健中。

主方：苍术干姜汤（即《金匮要略》甘草干姜茯苓白术汤易白术为苍术）：苍术 15g、干姜 10g、茯苓 15g、甘草 10g。

主药：苍术。

副主药：干姜。

里阴证主证根据《伤寒论》第 273 条选出。胃肠吸收功能降低，水饮滞于胃肠，故见腹满，即腹部按之柔软，自觉满闷，腹满是一个病位、病性均具有代表性的症状，故为核心证。胃肠道水液潴留，化之不能，留而不去，泛溢于上则呕吐，濡滑于下则下利，吐利未必并见，故为或然证；里部虚寒，寒湿阻碍气机，不通则痛，故时腹冷痛。

里部虚寒，病在脾胃，治疗宜温里健中，选用《金匮要略·五脏风寒积聚病脉症并治》甘草干姜茯苓白术汤为主方。

苍术与白术均具有健脾燥湿，促进小肠吸收水液的功效，而苍术作用更强，故易白术为苍术，以苍术为主药；干姜温中散寒为副主药，既可提高里部温度，又可增强酶的活性；苍术促进水液吸收，进入组织的水液增多，需茯苓淡渗利水，将其排泄；甘草佐诸药温补脾胃。为突出主药作用，将里阴证主方更名为苍术干姜汤。

【医案举例】

张某，男，36 岁。季夏炎热，恣食生冷，袒卧纳凉，半夜腹痛，继而泻作，未及天明，已泻三行。初为溏粪，继则如注，清晨来诊时已泻七八次，询得腹中冷痛，身微恶寒，脘满呕恶，小溲清澈。苔薄白，脉象弦。此乃寒湿为患，证属里阴。治当温寒除湿。与苍术干姜汤，一剂便溏除，再剂泄泻止。（马文辉.刘绍武三部六病传讲录[M].北京:科学出版社,2011:217.）

里阴证不同发病部位的临床表现各不相同，因此在发生里阴证时其选方用药亦各有差异。

1. 食道、膈肌

旋覆代赭汤具有平痉温中，涤饮镇逆之功，用于治疗里阴证兼噫气不除者。（参考《伤寒论》第161条）

2. 胃

吴茱萸汤具有温中平痉，止痛止吐之功，用于治疗里阴证兼呕吐或干呕吐涎沫者。（参考《伤寒论》第243条、第309条、第378条）

3. 升结肠

五苓散具有健脾利水之功，用于治疗里阴证兼小便不利者。（参考《伤寒论》第71条、第156条）

4. 降结肠

桃花汤具有温涩固脱之功，用于治疗里阴证兼下利，便脓血，而非痢疾者。（参考《伤寒论》第306条）

三、里部部证的证治

主证：胃中不和，心下痞硬，干噫食臭，胁下有水气，腹中雷鸣，下利。

治则：健脾和中。

主方：生姜泻心汤：生姜15g、干姜10g、甘草10g、黄芩15g、黄连10g、半夏15g、人参10g、大枣10枚。

主药：生姜、黄连。

里部部证的主证根据《伤寒论》第157条选出。热积于胃，留而不去，胃气上逆故见胃中不和、心下痞硬、干噫食臭；胃中瘀热不除，致使脾气不升，水饮不得四布，停于胁下，故见胁下有水气；水阻气道，气机不畅则腹中雷鸣；水湿下泄故见下利。本证寒热虚实均不分明，难分阴阳，故为里部部证。

里部寒热互结，虚实相兼，治疗须健脾和中，寒热清补并用，选用生姜泻心汤为里部部证主方。

生姜泻心汤中生姜、半夏温胃散寒、燥湿降逆；黄连、黄芩清泄胃热；人参、大枣健脾益气；干姜、甘草温运胃阳，和调于中。八药并举，温清消补相济。方中以生姜、黄连为主药，当里部难辨阴阳时即可选用。

【医案举例】

闫某，女，19岁。今年盛夏，气温炎热，恣食瓜果，致泄泻无度，某医用庆大霉素、痢特灵治疗，十余日泄泻方止。近又饮食不洁，致泄泻复作，一日五六行，腹不痛，不后重，心下满闷，纳谷不馨，嗳腐食臭，腹中雷鸣，矢气频频，口苦，舌淡红少苔，脉沉缓。诊腹，心下痞软，脐周无抵抗。证属脾胃虚弱，寒热互结之心下痞也。治当健脾散结，苦辛消痞。与生姜泻心汤加茯苓，三剂后泻止痞消。（闫云科,闫俊.临证实验录[M].北京:中国中医药出版社,2005:104.）

思考题

1. 里阳证、里阴证、里部部证的主证、治则、主方、主药各是什么？

2. 食、血、痰、水引起的里阳证各选用什么方剂？不同部位的里阴证各选用什么方剂？

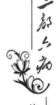
第四节　三部六病枢部证的证治

枢阳证和枢阴证是枢部发生对立性反应的表现，枢部部证是枢部发生统一性反应的表现。枢阳证为实为热，枢阴证为虚为寒，枢部部证寒热虚实属性并不明显，只表现出枢部的部性。

一、枢阳证的证治

核心证：胸中热烦。

纲领证：胸中热烦，身热或往来寒热，咽干口燥，小便黄赤。

诊断部位：胸胁。

治则：清法，清热除满。

主方：黄芩柴胡汤（即黄芩汤加柴胡）：黄芩 30g、柴胡 15g、白芍 15g、甘草 10g、大枣 10 枚。

主药：黄芩。

副主药：柴胡。

枢阳证的主证根据《伤寒论》第 263 条、第 264 条选出。枢部的中心是心脏，心脏位于胸中，热郁胸中，阻遏气机，气血滞涩不畅，故见核心证胸中热烦。枢部热邪顺血运波及周身，故见身热，热邪有出表走里之势而见寒热往来；热邪煎灼津液，在上则出现口苦咽干，在下则表现小便黄赤。

枢阳证为枢部实热证，热邪当清，实邪宜疏，热邪伤津，制热还须扶阴，综合上述条件，选用黄芩汤合柴胡为主方，更名为黄芩柴胡汤。

黄芩柴胡汤中，黄芩为主药，清热泻火；柴胡为副主药，畅达枢机，使邪有出路；芍药配甘草酸甘化阴；大枣和中，调和诸药。

【医案举例】

辛某，女，56岁。1978年1月患感冒，发热恶寒，头项强痛，身痛无汗，涕泪交流，口干舌燥，属表阳证，与葛根麻黄汤一服而瘥。越三日，复发热，不恶寒。日晡热起，黄昏转甚，子夜渐减，清晨最轻。胸中热烦，呼吸促迫，口舌干燥，但头汗出，脉滑而数，舌质红绛，尖有红刺，小便黄赤，属枢阳证，与黄芩柴胡汤。晨昏一剂尽，遍身热微汗出。至晚十时，热退身凉。继进一剂，诸症悉愈，糜粥调养，一周康复。（马文辉.刘绍武三部六病传讲录［Ｍ］.北京:科学出版社,2011:209.）

全身邪热弥漫、体温升高称之为热；局部邪热壅盛，发生炎症反应称之为火。热与火均属于枢阳证的范畴，临证时宜根据枢阳证的类型和病情的转归，灵活运用清、引、转三法。

1. 清　清热泻火。

清热降温：枢阳证症见高热，脉浮而滑，自汗出者，宜白虎汤。（参考《伤寒论》第176条、第219条、第350条）

清热滋阴：枢阳证兼见伤阴者，宜竹叶石膏汤。（参考《伤寒论》第397条）

泻火除烦：枢阳证症见发热而烦，胸中窒，虚烦不得眠，反复颠倒，心中懊恼者，宜栀子豉汤。（参考《伤寒论》第76条、第77条、第78条、第221条、第228条、第375条）

泻火救阴：枢阳证症见阴亏液耗或热极生风之候者，宜用黄连阿胶汤。（参考《伤寒论》第303条）

2. 引　当枢阳之热之火有出表入里之势时，当因势利导引之出外。

引热出表：枢阳证，若见无大热，喘而汗出，是热欲走表之势，宜麻杏石甘汤。（参考《伤寒论》第63条）

引热出里：枢阳证，若见发热，谵语，是热欲走里之势，宜调胃承气汤。（参考《伤寒论》第70条、105条）

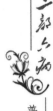

引火出表：枢阳证，若见脉浮，头痛而下利，是火欲走表之势，宜葛根芩连汤。（参考《伤寒论》第 34 条）

引火出里：枢阳证，若见心下痞，热烦，脉关上浮是火欲走里之势，宜大黄黄连泻心汤。（参考《伤寒论》第 154 条）

3. 转　扭转热（火）极欲转阴的局势。

热极欲转阴：枢阳证症见大烦渴不解，为热极转阴之势，宜白虎加人参汤。（参考《伤寒论》第 26 条、第 168 条、第 169 条、第 170 条、第 220 条）

火极欲转阴：枢阳证症见背恶寒，为火极转阴之势，宜附子泻心汤。（参考《伤寒论》第 155 条）

二、枢阴证的证治

核心证：心动悸。

纲领证：心动悸，背恶寒，短气，或脉微细。

诊断部位：心背。

治则：温补法，温阳益气。

主方：附子人参汤：附子 10g、人参 10g（党参 30g）、茯苓 15g、麦冬 15g、五味子 15g。

主药：附子。

副主药：人参（党参）。

枢阴证的主证根据《伤寒论》第 177 条、第 281 条选出。枢阴证病变主要发生在血液循环系统，常可影响到心脏，出现心脏功能衰竭。正常情况下机体感受不到心脏的跳动，发生病变时就会有心动悸的感觉，故将心动悸列为核心证。心阳不足，失于温煦，故见背恶寒；心脏功能不全，肺部瘀血，组织缺氧，故见短气无力；阴阳俱虚可见脉微细，但单纯脉微细三阴证皆可见，且枢阴证亦可见脉大烦躁不眠者，故脉微细为或然证。

枢阴证性属虚寒，治当温补，选用《伤寒论》第 304 条附子汤温阳益气为主方。附子汤为真武汤去生姜，倍白术、附子加人参而成，其温补之力大于真武汤。

附子人参汤中附子为主药，强心温阳；人参为副主药，补虚安神；茯苓利水消肿，减轻心脏负担；白术为里阴证用药，不合并里阴证时不用；白芍影响心脏的传导功能，以五味子易白芍，酸涩收敛，不但可以代替白芍抑制附子之燥，而且能强壮中枢神经系统，与人参配伍，又取生脉散之意。

【医案举例】

陈某，女，52岁。患者早年曾有腰腿痛病史，后渐渐出现心悸、气短、乏力，动则尤甚。背部肩胛间总觉发凉，如洒冷水状。由于病情日趋加重，不能自理生活而求诊，被诊断为"风心病"。在一个风雪天，突然气喘急促，口唇发绀，心跳加快，当地医生依急性左心衰竭、肺水肿予以抢救，病情有所缓解，然仍有心慌、气短、背冷诸症，遂与附子人参汤，四剂余症消失，十二剂后生活可以自理。（马文辉.刘绍武三部六病传讲录［M］.北京:科学出版社,2011:46.）

有时枢阴证的症状不是同时出现，而是个别症状突出表现，这些症状体现着枢阴证病情的特殊性，治疗时需针对症状，具体分析。

1. **真武汤**　温通心阳，逐水利湿。用于枢阴证兼见腹痛，小便不利，四肢沉重疼痛，自下利者。（参考《伤寒论》第316条）

2. **茯苓四逆汤**　益阴固阳。用于枢阴证兼见手足逆冷，小便不利，烦躁者。（参考《伤寒论》第69条）

3. **四逆加人参汤**　回阳救逆，生津益血。用于枢阴证兼见心动悸，手足逆冷者。（参考《伤寒论》第385条）

4. **炙甘草汤**　滋阴补血。用于枢阴证兼见结代脉者。（参考《伤寒论》第177条）

三、枢部部证的证治

主证：胸胁苦满，寒热往来，心烦喜呕，心下悸，小便不利。

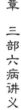

治则：和解阴阳，调理枢机。

主方：小柴胡汤：柴胡 24g、黄芩 10g、人参 10g、半夏 15g、生姜 10g、甘草 10g、大枣 12 枚。

主药：柴胡、人参。

枢部部证的主证根据《伤寒论》第 96 条选出。胸胁苦满、心烦喜呕、寒热往来、心下悸、小便不利等诸多症状并没有明显地表现出枢阳证、枢阴证各自的特性，而是呈现寒热虚实错杂的征象，故治当和解阴阳，调理枢机，主方选用小柴胡汤。

小柴胡汤中黄芩、柴胡清泻枢部实热；人参、甘草、大枣温补枢部虚寒；生姜、半夏降逆止呕，和调脾胃。全方寒热共用，温补并施，协同治疗枢部部证。枢部居表里二部之间，以气血的循行沟通表里，濡养内外，贯通上下，枢部的变化对表对里都有影响，故枢部为机体的中心部分，整体的协调实际上主要是枢部的协调，小柴胡汤不仅能和调枢部，更主要的是具有清泄三阳之热、温补三阴虚寒的功效。

【医案举例】

郝某，女，32 岁。体质虚弱，营养不良，产后 40 日伤于寒，症见寒热往来，纳呆恶心，进食少许，顷刻即吐，大便不干，二三日一行，口苦，舌淡红，苔薄白，脉弦无力。该村医生方用柴胡 9g，半夏 6g，黄芩 9g，党参 6g，炙甘草 3g，生姜 3 片，红枣 3 枚，服后症不解。悟产后体虚，难以驱邪外出，遂予原方改党参为人参 10g，一剂诸症皆失。

思考题

1. 枢阳证、枢阴证、枢部部证的主证、治则、主方、主药各是什么？

2. 治疗枢阳证的三大治法分别是什么？治疗枢阴证可以根据其临床特点选用什么方剂？

第五节　三部六病中的十二单证、合证、兼证与合病

三部六病辨证论治理论体系将人体划分为三个既相互独立又相互联系的系统，即三部；每部中皆有寒、热、虚、实四类不同性质的病理反应，三部之中共计有十二单证。

同一部中阴阳属性相同的两种单证（如热证与实证或虚证与寒证）相互复合称为六证；同一部中四种单证共存，表现为非寒、非热、非虚、非实的病证称为部证；同一部中阴阳属性不同的两个单证（如寒证与实证或虚证与热证）相互复合或不同部位（两部或三部）的单证相互复合称为合证；六证或部证与其他部的单证相互复合称为兼证；不同部中的六证相互复合称为合病；六证、合证、兼证、合病、部证共存时称为杂病。

十二单证是组成病症的基本单元。六证、部证与十二单证相互复合可推演出合证、兼证、合病、杂病。所谓：病位虽广，不出表里枢三部，病性复杂，不越寒热虚实四性。十二单证的不同组合方式可以涵盖机体所有的病证，机体可能出现的证型概率为4095种（$C_{12}^1 + C_{12}^2 + \cdots\cdots + C_{12}^{11} + C_{12}^{12} = 4095$），充分体现了辨证论治的规范化和数列化。

一、十二单证

十二单证由六证分化而来，此处仅以表格形式罗列各单证的主证、治则、主药、类药和参考方剂。

部位	证别	主证	类证	治则	主药	类药	参考方剂
表部	热证	发热恶寒	身热战寒，鼻煽喘急，脉浮数，头项强痛	辛凉解表	葛根	菊花、银花、连翘、薄荷、青蒿、苇根	银翘散；桑菊饮；苇茎汤
	实证	无汗而喘	无汗恶风，项背强几几，骨节疼痛	祛风发汗	麻黄	苏叶、荆芥、羌活、独活、山椿柳、葱白	三拗汤；三子养亲汤；消风散
	寒证	恶寒，肢节痹痛	四肢沉重，行动不便，肢冷畏寒	温阳通脉	桂枝	桂皮、肉桂	桂枝甘草汤；乌头汤
	虚证	手足冷，脉细	肢乏无力，懒动，脉沉微	养血活络	当归	川芎、丹参	玉屏风散；四物汤；当归补血汤；川芎茶调散
里部	热证	日晡所潮热	谵语，面垢，手足溅然汗出	泻下里热	大黄	番泻叶	清胃散；左金丸；凉膈散
	实证	胃家实	腹满而胀，大便硬	软坚通便	芒硝	芦荟、麻仁、郁李仁	五仁丸；禹功散
	寒证	时腹自痛	腹中冷，下利清谷，自利不渴	温中散寒	干姜	砂仁、豆蔻、广木香、小茴香、荜拨、良姜	理中汤；甘草干姜汤；吴茱萸汤
	虚证	腹满	食不下，胸下结硬	健脾燥湿	苍术	白术	异功散；四神丸；参苓白术散；枳术丸

部位	证别	主证	类证	治则	主药	类药	参考方剂
枢部	热证	胸中烦热	身热烦，口苦咽干，小便黄赤，口渴，身热或寒热往来	清热泻火	黄芩	黄连、黄柏、栀子、石膏、知母、元参、竹叶	栀子豉汤；导赤散；黄连解毒汤；清营汤
	实证	胸中烦满	心烦喜呕，默默不欲饮食，躁急易怒，善太息	疏郁理气	柴胡	香附、苏梗、乌药、郁金	四逆散；柴胡疏肝散；越鞠丸
	寒证	背恶寒	身寒倦怠	温通心阳	附子	乌头、天雄	四逆汤；甘草附子汤
	虚证	心动悸	短气，虚烦不得眠，惕惕不安	补益心气	人参	党参、太子参、黄精、玉竹	独参汤；生脉饮

39

二、合证

合证由十二单证复合而来，可为两个单证相复合，也可为多个单证相复合。《伤寒论》中麻黄汤证为表寒、表实两证相复合；麻黄附子甘草汤证为表实、枢寒两证相复合；附子泻心汤证为枢寒、枢热、里热三证相复合。现以医案阐释合证的证治。

【医案举例】

沈某，男，30岁。工伤导致高位截瘫，因护理不周，形成褥疮，腐肉紫暗，脓水稀薄。其过午发热，已逾七日，体温达39℃，

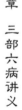

第三章 三部六病讲义

无汗，恶寒，背心寒凛，双被严盖仍冷不止。服扑热息痛片仅暂时有效。定时发热当用柴胡剂，日晡发热当用承气类，但本证未见其他里部、枢部症状。无汗为表实，当用麻黄；恶寒为表寒，当用桂枝。故与麻黄汤原方一剂，患者药后大汗出，热遂解，次日中午，热未再发。此次发热为邪气蕴于肌表，非褥疮感染引起，故使用麻黄汤汗出淋漓，热即退。（闫云科，闫俊.临证实验录[M].北京：中国中医药出版社，2005：1.）

三、兼证

兼证由六证与十二单证复合而来。《伤寒论》中桂枝加葛根汤证为表阴证兼见表热证；桂枝加大黄汤证为表阴证兼见里热证；白虎加人参汤证为枢阳证兼见枢虚证；柴胡加芒硝汤证为枢部部证兼见里实证。现以医案阐释兼证的证治。

【医案举例】

刘某，女，77岁。今冬某日，两彪形大汉负一老妪乞余诊治。谓半月前脘腹胀痛，恶心呕吐。乡医点滴先锋霉素七天，毫无起色，遂进城住院。诊断为：急性胆囊炎；双侧附件区液性病变性质待查；水电解质失调。经抗炎、支持、纠正电解质等治疗七天，每况愈下，已发病危通知书，建议转上级医院诊治。家属虑及患者年事已高，大限将至，已备后事，然又不忍视而待毙，遂来求诊。观其病骨支离，色夭少泽，瞑目不语，呼之，眼睁有神，答问之声虽微，然语有伦次，询之身无寒热，嗌不容谷，强食之，必吐出，吐出物为黑红色黏液，嗳逆频频，十余日未得如厕，小便不利，口干不苦。舌淡红，苔黄腻，脉沉弦细弱。腹诊：腹皮薄软，心下痞满，右胁下硬满，左少腹直肠、乙状结肠燥屎坚硬拒按。此患者枢部部证与里实证并见，枢部部证当用小柴胡汤，里实证当用芒硝，故与柴胡加芒硝汤加减治疗。患者未时服药，服后时许，肠鸣腹痛甚剧，阖家惶恐，子夜吐泻并作，先下黑色燥粪，后泻脓状黏便。次日患者精神大好，饥而索食。（闫云科，闫俊.临证实验录[M].北京：中国中医药出版社,2005:65.）

四、合病

合病由不同部位的六证复合而来，在合病中，有阳病与阳病相合者，有阴病与阴病相合者，有阴病与阳病相合者，有三部相合者，有二部相合者。《伤寒论》中麻黄升麻汤证为表阴证、枢阳证、里阴证三证复合。现以医案阐释合病的证治。

【医案举例】

史某，女，52岁。患者1年前感冒后出现咳嗽症状，起初并未介意，但咳嗽持续2月始终未缓解，反有加重趋势，遂就诊于当地医院，诊断为"间质性肺炎"，并使用激素治疗，然效果并不明显，遂经人介绍就诊于我科。来诊时患者动则气紧咳嗽，无痰，对异味敏感，前半夜胸憋气紧明显，容易感冒，眼糊，手指僵，大便干，一周一次。舌淡红苔厚，脉滑。手指僵为表阴证，当用当归、桂枝；邪气日久进入枢部化热为枢阳证，当用黄芩、石膏、知母、麦冬、升麻；大便干为里阴证，当用苍术、干姜；麻黄专为咳嗽而设。故与麻黄升麻汤加减治疗。患者服药15剂症状即有明显改善，其后两日一剂，至今已服药160余剂，患者整体状况良好，病情未再反复。（该医案来自于2009年12月23日至2011年5月19日马文辉老师的门诊病例）

思考题

1. 十二单证、六证、部证、合证、兼证、合病、杂病的概念各是什么？

2. 试分析《伤寒论》中各方剂归属于三部六病辨证论治理论体系中哪一部分？

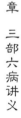

第六节　三部六病整体气血论及其诊疗规范

三部六病学说包括整体气血论、三部六病辨证论治理论体系和局部证治观三部分，前几篇介绍了三部六病辨证论治理论体系，本篇和下一篇介绍整体内涵和整体病的诊疗规范。

一、整体内涵

机体是由两部分组成的，一是动态性气血，形成了机体的整体性和统一性；一是静态性的框架，形成了机体的局限性和特异性。这两类物质动静相依，共同维系着人体的生命运动和生理功能，其整体协同性表现在如下八个方面。

1. 气血的统一性

机体的整体性表现在气血上，通过气血的循行，达成机体的统一。气为血帅，血为气母，气血异名而同类。功能上表现为高度统一性。

2. 生态的自组性

一个受精卵从开始发育到胚胎形成，从整体状态演变为各个元素的独立状态，由原始的统一状态，逐渐分化为彼此独立的因果链，这一过程叫作渐进分异。渐进分异导致系统结构的分化，同时也使系统向复杂发展。这种发展由机体内部的预决性所决定。这种来自父母精子和卵子中的遗传密码即人体生态的自组性。

3. 层次的有序性

人体从单个细胞，逐渐形成双胚层、三胚层，从胚层到组织，从组织到器官，从器官到系统，最后形成三个层次、八个系统的有机整体，整个过程执行着严密的等级秩序，即层次的有序性。

4. 结构的功能性

结构反映了整体各要素在空间的秩序，功能反映了机体各要素在时间中的秩序。结构和功能是不可分的，归根到底是一回事。任何组织器官都是在空间和时间上的秩序，是科学的统一。

5. 动态的平衡性

法国大医学家伯尔纳说："所有生命机制尽管多种多样，但是只有一个目的，就是保持内环境的稳定。"机体的功能就是人体所表现的生命现象。内环境各项理化因素的相对稳定性乃是高等动物存在的必要条件。然而这种稳定不是静止的，而是由各种物质在不断转换中达到相对平衡状态，这种平衡状态称为稳态。动态是系统保持稳态的前提。

6. 形神的一致性

《内经》说："有诸内必形诸外。"《荀子》也说："形具则神生，好恶喜怒哀乐藏焉。"张景岳也说："形者，神之体，神者，形之用。无神则形不可活，无形则神无以生。"形和神是不可分割的统一体。

7. 天人的合一性

《素问·宝命全形论》说："人以天地之气生，四时之法成。"人是天地变化的产物，人是宇宙的微缩体和全息胚。人立于天地之间与自然界息息相关。空气、阳光、水分等无时无刻不在影响着人体的各种生理功能和生长发育。所以《周易》把人与整个宇宙作为统一体来看待，称天、地、人为三才，而不是独立存在的个体，人不能够离开环境而独立存在。

8. 意志的主导性

《荀子》说："志者，气之帅。"主观能动性，意志的反作用，即意志的主导性。刘河间说："神能御其形。"突出了意志对形体机能的主导作用，强调了意识活动的反作用和驭统身体的主动性和主导性。只有人才有真正的内心世界，心理活动和意识作为社会现象

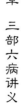

则是人所独有的特征。列宁说："人的意识不仅能反映客观世界，并且能创造客观世界。"意志不仅影响人体本身，也影响着整个世界。

二、整体病的诊疗规范

1. 四脉的形成机理

气血在人体内的正常循行，是保证生命活动的基础。气血循行正常，则人体生理功能正常，否则，百病由生。气血长期反复的、较规律的慢性偏逆导致了一系列慢性的整体性疾病。气血偏逆究其原因有二：一是机体长期、反复受到过度的怒、喜、悲、惧的精神刺激，导致大脑皮层的思维机能和支配功能障碍，出现运动功能和内脏活动的不协调；二是不良的饮食、环境等因素长期作用于人体，形成气血的慢性偏逆与障碍，从而发生整体的气血不协调。由于颅腔、胸腔、腹腔是人体重要脏器所在地和气血调配的"集散地"，因而气血的运行障碍往往集中表现在这些地方，表现为血涌于上、血郁于胸、气滞于中、寒凝于下四种形式。变见于寸口，则分别形成溢、紊、聚、覆四脉，此四脉既是整体辨证的诊断依据，也是评估整体病疗效的标准。

2. 整体病的诊断与辨证

古人在长期的医疗实践中发现，寸口脉可以反映全身气血脏腑功能的生理病理状况，寸口脉搏是全身气血信息的窗口，是机体在寸口部的全息。寸口脉是人体的微缩，好似平卧的人体。由于整体病是长期慢性发展而来的，四脉的形成具有稳定的特性，故而临床上整体病的诊断遵循以脉定证的原则，辨证时可以舍证从脉。

（1）溢脉：也称上鱼际脉。脉过寸口直到腕横纹，达上鱼际，轻可切之跳动，重可望见搏动，此为阳气亢盛之脉。多由肝阳上亢而致，病性多为交感神经功能亢奋，呈阳性病理反应。

溢脉证：患者易怒、失眠、多梦、记忆力减退、头昏脑涨、目花耳鸣等。属中医肝阳上亢范畴。提示患者性格刚强、脾气急躁，对自己的性格采取压制态度，用理智克制自己冲动的性情。长此以往，大脑皮层的功能失调，自主神经功能紊乱，长期处于交感神经的兴奋状态，血管收缩，久而久之，在寸口脉上，出现了脉管向上移位，突破腕横纹以上，甚至达到掌侧拇指大鱼际的脉象。

（2）紊脉：也称涩脉。脉律不齐，艰涩难行，大小不等、快慢不等、有力无力不等，简称三不等脉。紊脉多为血行不畅，心脏功能障碍的早期诊断。

紊脉证：患者心烦、心慌、胸闷、气短、头晕、眼黑、腰膝酸软、疲乏无力、下肢浮肿、手足夏热冬冷等。紊脉的出现标志着心脏功能的减低和有效循环血量的减少。此脉多为患者在主观上长期采取自我克制、忍让的态度，导致大脑皮层功能紊乱，扰乱心脏的传导系统，使心肌收缩力和传导速度均受到干扰，失去正常的功能，使寸口脉的脉象出现节律不齐、快慢不等、有力无力不等。

（3）聚脉：也称聚关脉。寸口脉关部独大，寸尺弱而不显，有甚者，关脉聚而如豆，如杏核、如蚯蚓盘行，高出皮肤，视而跳动。提示气郁的病理变化。

聚脉证：患者多疑，善叹息，胸胁苦满，心下痞硬等。聚关脉的出现，属肝气郁结的范畴。凡有聚脉者，性格内向，性情压抑，沉默寡言，至少在三年以上为一件事反复考虑，不能言之于口，不愿告之于人，反反复复，百思不得其解，长此以往则引起交感神经功能抑制、迷走神经功能占优势，呈现一种抑制性症候。反映在脉象上，由于迷走神经兴奋，引起血管的纵向收缩，横向扩张，在关部聚而增大，甚者关部如豆状。

（4）覆脉：也称长弦脉。脉管弦而长，可超出尺部向后延续数寸。凡奔豚疝气、寒实内结、痰浊积滞于下腹部多见此脉。

覆脉证：腹满肠鸣、腹泻腹痛、食欲不振、消化不良、皮肤萎黄、性功能障碍、白带清稀等。此类患者多为个性固执、迷走神经兴奋，或者平素嗜食生冷、油腻，致使大量寒湿性黏液积于肠内，

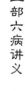

尤以结肠袋的皱褶处为甚。由于升结肠的蠕动，是由下而上，在地心引力的作用下，黏液得不到顺利排空而积聚升结肠内，形成"痰饮证"，时常腹中雷鸣，辘辘有声。黏液潴留被吸收入血，顺血循环而逐渐沉积于血管壁上，年复一年，而使血管壁变厚，变硬，而呈现长而弦的弦细脉，覆于尺后。黏液潴留于肠道则可影响结肠、直肠，形成慢性肠炎；凝滞于下焦可引起前列腺炎、盆腔炎等。

整体气血失调形成了四脉，四脉在人体可以单独存在，也可以复合出现，下一篇将介绍协调疗法与整体病的治疗原则。

思考题

1. 机体的整体性表现在哪八个方面？

2. 整体病辨证中的"四脉"指什么？具有"四脉"的患者各有哪些临床表现？

第七节　三部六病协调疗法与整体病的治疗

机体的整体性表现在气血上，通过气血的循行，达成机体的统一。人体与疾病的斗争过程中如形成对抗性的矛盾，须采用对抗性的方法，即纠偏疗法；如形成非对抗性的矛盾，虚实并见，寒热错杂，须采用协调疗法，发挥机体的自然疗能来进行双向调控。本篇介绍协调疗法以及其在整体病中的运用。

一、协调疗法与协调基方

人体整体气血失调普遍存在，成为许多疾病的病因。协调疗法模拟饮食进入人体后消化、吸收、利用的过程，通过人体自身自然疗能的恢复，来诱导发挥机体内部的调控机制。

协调疗法的理论依据来源于《伤寒论》第148条，此条具有"头汗出、微恶寒、手足冷、心下满、口不欲食、大便硬、脉细"等症状，该条文所描述的病证既非表证，也非里证，而为半表半里证，既非阳证，也非阴证，而为寒热错杂证。张仲景独具匠心，使用小柴胡汤治疗此证，协调整体，和解表里阴阳，通调三焦气机。

人体以胸为至阳，统摄一身之阳，腹为至阴，统摄一身之阴，二者既是新陈代谢过程中两大物质（氧气和饮食）摄取和转化利用的场所，又是五脏六腑的所在，通过三焦气化相互沟通，完成机体的协调统一。小柴胡汤中柴胡、黄芩开发胸阳（即枢阳），半夏、生姜、人参、大枣温补里阴，甘草调和诸药，七药伍用，可使三焦得通，气机得畅，津液得调，阴阳得和，从而达到整体协调的目的。

协调方剂的选择要能够适应各种病理反应的需要，具备寒、热、补、泄，升、降，收、散四个方面八种性质的基本属性，众多方剂中只有小柴胡汤在配伍上具备了这一系列条件。方中半夏辛温有毒，不利久服，刘老经过长期的临床实践，逐渐以苏子代替半夏，苏子降而下气，利膈宽肠，可除半夏之燥弊；在非呕非恶疾病中，以川椒代生姜，川椒除湿散寒，解郁温中，热而不伤津液，并有解痉缓急止痛之用。这样既不失原方剂的组方精神和临床疗效，又使得方剂更加平和。小柴胡汤既已更药，故改称为"协调基方"。

协调基方：柴胡 15g、黄芩 15g、党参 30g、苏子 30g、川椒 10g、炙甘草 10g、大枣 10 枚。

方中柴胡主升主疏泄，苏子主降，黄芩主清，川椒主温，党参、甘草、大枣主补益。七药相互制约，协调共济，共同组成和解大法。

在临床上，整体气机不调，表里阴阳不和，并非像第 148 条那样各证俱显，往往只有一证或数证。针对这种寒热虚实难辨，表里定位不明的情况，即凡人体疾病矛盾双方，呈现非对抗性的矛盾，不出现大热、大寒、大虚、大实的表现，都可采用协调方协调整体，进行双向调控以发挥机体的自然疗能，宣通表里，疏调三焦，充津液而使五脏戴泽，和气血而使生机衡常。

二、整体病的治疗

气血长期运行障碍可以形成一系列整体病，表现为阳亢于上、血郁于胸、气滞于中、寒凝于下四种形式。变见于寸口则形成溢、紊、聚、覆四脉，四脉既是整体辨证的诊断依据，也是评估整体病疗效的标准。治疗整体病需依据四脉，结合定证、定方、定疗程的原则进行论治。

1. 调神平亢汤　协调基方加石膏 30g、牡蛎 30g、桂枝 10g、大黄 10g、车前子 30g。

本方主治阳亢于上的溢脉证，由《伤寒论》第 107 条柴胡加龙骨牡蛎汤去铅丹，以石膏代龙骨，车前子代茯苓化裁而来，全方寒热并用、升降并举、收散兼施、补泻共济，四方同调、八面共治，相反相成，适用于由交感神经亢奋所导致的各类病证，如癔症、精神分裂症、癫痫、共济失调、脊髓空洞症、美尼耳氏综合征、高血压、严重失眠等见溢脉者。

【医案举例】

梁某，女，36岁。无明显原因出现右手颤抖，情绪激动时更甚，一月后又加不自主摇头，某医院神经科诊为"震颤性麻痹"。1973年3月来所门诊，其脉弦而上鱼际（溢脉），舌苔少而质红。方用调神平亢汤加鸡子黄一枚，搅令相得。药17剂，震颤摇头明显减轻，至75剂症状基本消失。嘱其续服20剂以作善后。（马文辉.刘绍武三部六病传讲录［M］.北京:科学出版社,2011:317.）

2. 调心理乱汤　协调基方加百合30g、乌药10g、丹参30g、郁金15g、瓜蒌30g、五味子15g、牡蛎30g。

本方主治血郁于胸的紊脉证，由瓜蒌薤白汤合时方百合乌药汤化裁而来，具有强心健脑、宽胸宣肺、疏肝建中、安神止悸之功效，可治疗高血压、低血压、冠心病、心律失常、心肌炎、心包炎、心血管神经官能症、肝脾肿大、月经不调、不孕症见紊脉者。

【医案举例】

张某，女，42岁。1972年春，患者由于长期繁重的工作压力和精神紧张，渐至胸痛、气短，甚至呼吸困难，血压忽高忽低，多方检查，诊断为冠心病、心绞痛。由于久治乏效，渐渐肝脾肿大，心悸气短愈发明显，心绞痛的发作时间日见频繁，住院月余，未见好转，遂来门诊。评脉见紊脉，处以调心理乱汤，疗程定为3个月，嘱其依法服用。药服1月症状明显减轻，心悸、睡眠好转；继服2月，查体心电图恢复正常，肝脾B超检查已恢复原位，心绞痛未再发作。（马文辉.刘绍武三部六病传讲录［M］.北京:科学出版社，2011:212.）

3. 调胃舒郁汤　协调基方加陈皮30g、白芍30g、大黄10g。

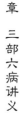

本方主治气滞于中的聚脉证，由《伤寒论》第103条大柴胡汤以陈皮代枳实，加党参、甘草化裁而来，具有平复自主神经功能紊乱，解除平滑肌痉挛，帮助消化，加强胃肠蠕动，推陈出新之功效，适用于由迷走神经亢奋所导致的各类病证，如顽固性口腔溃疡、梅核气、食道炎、食道憩室、贲门痉挛、慢性胃炎、胃神经官能症、胃扭转、消化道肿瘤、胆石症等见聚脉者。

【医案举例】

刘某，男，43岁。一年来纳食则胃脘胀痛，胸部痞满，并食减寐少，身疲乏力。先后经省内外六个医院检查皆断为"胃扭转"。患者不愿手术，服药治疗半年少效。于1971年11月来所门诊。视其面容憔悴，形体羸弱，脉象聚而弦细，舌苔薄白。处以调胃舒郁汤加桃仁30g、王不留30g。药后食纳渐增，脘痛渐减。200剂痛止，睡眠安稳，精神已佳，复至北京复查：胃扭转好转。患者信心很大，必至痊愈而后已，续服百剂，已如常人。经复查：胃位置正常。（马文辉. 刘绍武三部六病传讲录[M]. 北京：科学出版社，2011：232.）

4. 调肠解凝汤 协调基方加陈皮30g、白芍30g、川楝子15g、小茴香10g、大黄10g。

本方主治寒凝于下的覆脉证，由调胃舒郁汤加川楝子、小茴香化裁而成，温中散寒、荡涤肠胃，使积聚之黏液可除，可治疗十二指肠炎、慢性结肠炎、肠易激综合征、慢性阑尾炎、前列腺炎、附件炎见覆脉者。

【医案举例】

王某，女，37岁。1972年3月，因患卵巢囊肿而行手术治疗，术后三月，出现腹持续痛，且不时甚剧。五日不大便，亦不矢气，并恶心、呕吐、腹胀。至某医院诊为"粘连性肠梗阻"，行剥离手术。二次手术后两月，又见腹痛不大便，症状如前。患者不愿再次手术，遂来改求中医。时已一周不大便，腹胀满而痛甚。脉沉弦而覆，苔薄白。以调肠解凝汤加五灵脂15g、王不留30g、芦荟3g、威灵仙 10g。第一次服后，约六小时便下结粪甚多，腹痛顿减。3 剂后痛止，连服 20 剂，痛再未作。（马文辉. 刘绍武三部六病传讲录[M]. 北京:科学出版社,2011:318.)

思考题

1. 协调基方的组成是什么？是由哪个方剂演变而来的？

2. 四个协调方剂各自的组成是什么？分别是针对哪个脉证提出的？

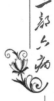
第八节　三部六病局部病的证治观及对肿瘤病的治疗思路

三部六病学说依据人体可区分为整体、系统、局部组织器官三个层次，逐渐形成了三部六病说、整体气血论、局部证治观三部分内容。本系列前七篇介绍了三部六病辨证论治理论体系和整体气血论的基本内容，本篇和下一篇分别以肿瘤病和糖尿病为例介绍局部病的证治观。

一、局部证治观的基本内容

机体内具有独立结构和特殊功能的部分（如组织、器官）称为局部。局部病多为顽固的结构性病变，局部组织结构的病理改变需要借助临床各科的具体诊断方法和特殊设备进行诊断。局部病的治疗依据病变影响范围可分为局部病局部治疗、局部病系统治疗、局部病局部整体双关治疗三类。

1. 局部病局部治疗

当局部病仅影响病变局部，只需在该局部使用各种治疗方法就能达到治愈的目的，这种情况叫作局部病局部治疗。如外伤、白内障、疣、痔等，使用膏药外敷，洗剂外洗以及拔罐、按摩、切割、缝合等相应方法治疗。中医学有关局部病局部治疗的内容丰富多彩，现代医学中的外科手术也集中体现了局部病局部治疗的特点。

2. 局部病系统治疗

当局部病不表现为局部性，而出现表、里、枢三部寒、热、虚、实的征象，需用前几篇介绍的三部六病辨证论治理论体系治疗，这种情况叫作局部病系统治疗。如慢性心功能衰竭出现枢阴证的症状，当使用人参附子汤及其类方治疗；慢性胃溃疡出现里阴证的症状，当使用苍术干姜汤及其类方治疗。

3. 局部病局部整体双关治疗

当局部病不仅影响局部，而且影响到整体，造成整体的不协调，整体的不协调反过来又作用于局部，使局部病进一步恶化，这时需要将局部和整体结合起来治疗，这种情况叫作局部病局部整体双关治疗。局部病局部整体双关治疗要遵循两条原则，一是"协调整体，突出局部"，二是"定证、定方、定疗程"。

局部结构发生病变，除影响该局部的功能外，有时也会影响整体功能的发挥，而机体各部分都必须服从整体，只有整体的协调，才有局部的改善，因此治疗局部病时需在协调整体的基础上，突出局部。

在局部病发生、发展过程中，有一个决定病变始终的本质，非到病程完结之时，疾病不会痊愈，因而局部病具有顽固性，局部病的治疗具有稳定性。这种稳定性表现为治病必求于本，本即本质，本质未变，方不可变，变则无效。局部病在诊断明确之后，当一病一方，不愈不变，除非诊断不明，或判断有误，方须更正，更正处方是为了纠偏、改误，而绝不是随证（对症）施治。症状的消失不等于疾病的痊愈，故局部病的治疗必待疾病本质彻底消失。本质消失需要一段时间的治疗才能完成，所以局部病的治疗要定证、定方、定疗程。

二、三部六病对肿瘤病的治疗思路

肿瘤病的发生与整体密切相关，治疗肿瘤病除了要遵循局部病局部整体双关治疗的普遍原则外，还需从以下四点着眼。

1. 协调整体

情志不遂是肿瘤病发病的重要因素，患者最短有四个月以上的

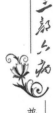

情志抑郁病史，临床表现为胸胁满闷，必须用小柴胡汤解除胸满，协调整体，以达到协调整体的目的。

2. 攻除肿瘤

消除肿瘤，抑制增生，保留功能是肿瘤病的首要任务。经过多年临床实践应用攻坚汤和鸡甲散治疗肿瘤疾病，收到良好疗效。攻坚汤中王不留行通经散结、祛瘀消肿，夏枯草清火散结，苏子降气化痰，牡蛎软坚散结，四药相伍可起到缩小肿瘤，消除病灶的作用。鸡甲散中鸡内金消食化结，炮甲珠通经攻坚，鳖甲滋阴潜阳，软坚散结，三药共用攻补兼施，滋散合用，对肿瘤有消解溶散的功用。

3. 清理血液

在肿瘤病后期癌细胞顺血液、淋巴循环转移播散，故治疗须清理血液。清热解毒凉血药具有广阔应用前景，多种药物联合使用可增强清理血液，截断转移的功效。目前使用较多的有败酱草、银花、黄药子、连翘、山豆根、蒲公英、半枝莲、白花蛇舌草等，但均感并不十分称心，相信存在清理血液的满意药物，只是有待于进一步实践寻找。

4. 忌食动物蛋白

许多病例显示，患者肿瘤消退后大量进食动物蛋白，导致肿瘤复发，最终使治疗失败。动物蛋白类食物可以使肿瘤明显增大、恶化，其机理在于薄层导生素的作用。薄层导生素是一种高蛋白的物质，正常时帮助组织增生，患肿瘤时可以帮助肿瘤增殖。限制动物蛋白的摄入，薄层导生素的作用就会减弱，癌瘤就难以增殖，从而达到治愈的目的。

在以上四点思想的指导下，临床治疗肿瘤的常用方剂有：

攻坚汤：王不留行30g、夏枯草30g、苏子30g、牡蛎30g。

鸡甲散：鸡内金30g、炮甲珠30g、鳖甲30g。

解郁攻坚汤：柴胡15g、黄芩15g、苏子30g、党参30g、川椒10g、炙甘草10g、大枣10枚、银花30g、白花蛇舌草30g、半枝莲

30g、王不留行 90g、夏枯草 30g、牡蛎 30g。

【医案举例】

1. 郭某，女，34 岁。患者于 1973 年春发现左乳房有一鸡蛋大肿物，在北京 301 医院做病理检查，诊断为"乳腺癌"，后行根治术，并做 45 天放疗。4 个月后右乳房又出现核桃大小的肿物，双侧腋下、颈部淋巴结肿大。二次进京求治，诊断为"乳腺癌广泛转移"。因医治无望，返回老家。于 1973 年 9 月来门诊求治，见其极度消瘦，面色无华，四肢无力，脉细无力并上溢于鱼际，舌苔黄腻。处解郁攻坚汤加石膏 30g，服至 30 剂，食量增加，精神好转，肿物开始缩小。服至 120 剂，肿物已完全消除，体重增加 10 余千克。服至 180 剂，体重增加 20 多千克，精神佳，舌脉正常。再去北京复查，未发现肿瘤细胞。以后每半年在山西省肿瘤医院复查一次，也未见异常，随访 11 年未复发。（马文辉. 刘绍武三部六病传讲录[M]. 北京:科学出版社,2011:248.）

2. 宋某，男，62 岁。1972 年 3 月因情志怫郁，渐见吞咽时发噎，至 5 月只能啜较稀饮食慢慢咽下，稍有不适，旋即吐出。因进食困难而饮食锐减，形体日瘦，大便四五日一行。至肿瘤医院做上消化道造影，诊为"贲门癌"。脉弦细无力，苔黄厚而燥。处解郁攻坚汤加旋覆花 30g、代赭石 30g、山豆根 30g、芦荟 3g。药 2 剂，呕吐止，大便一日一行。30 剂后，吞咽顺利，已不发噎，纳食已正常，体重增加，精神大增。60 剂后造影复查，食管通过顺利，贲门处未见异常。继服至 120 剂后停药。1978 年时仍健康。（马文辉. 刘绍武三部六病传讲录[M]. 北京:科学出版社,2011:247.）

3. 魏某，男，54 岁。1975 年 8 月出现间断尿血，不急不痛。某地按肾炎治疗一年，尿血渐增多，形体转消瘦，委顿少神。1977 年 3 月至某医院经膀胱镜和逆行肾盂造影检查，诊为"膀胱癌晚期合并肾转移"。遂来诊，脉弦细无力，舌质灰暗，苔黄而腻。与解郁攻坚汤加丝瓜络 15g、车前子 30g、生蒲黄 30g、仙鹤草 30g、小蓟 30g、

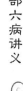

生石膏30g。服30剂精神好转，食欲增进，仍为间断尿血，但量少于前。120剂后，尿血止，尿常规反复检查均正常。7月，因盛怒又出现尿血两次，仍服原方，并配服鸡甲散，每次5克，又服50剂，再未尿血。10月，至原医院复查，原癌肿部位模糊不清，肾盂未见异常。汤剂改为每周1剂。仍继服鸡甲散。其子来并称：精神比病前还好，每天都参加农田劳动。随访10年未复发。（马文辉.刘绍武三部六病传讲录[M].北京:科学出版社,2011:247.）

思考题

1. 局部病的治疗分为哪三类？

2. 三部六病对肿瘤病的治疗思路包括哪几个方面？

第九节　三部六病对糖尿病的治疗思路

三部六病局部证治观分为局部病局部治疗、局部病系统治疗、局部病局部整体双关治疗三部分，其中局部病局部整体双关治疗针对多种慢性病形成了独特的治疗思路，内容丰富多彩，本篇介绍三部六病局部病局部整体双关治疗对糖尿病的治疗思路。

糖尿病的发生源于大脑皮层对机体的控制失常，表现为交感神经亢奋，迷走神经抑制，胰岛素分泌不足，血糖升高，机体调节血糖的功能失调。三部六病学说在"协调整体，突出局部"原则的指导下创制了治疗糖尿病的专方——理消汤，同时还根据糖尿病患者的临床表现及初、中、晚期的全身症状整体论治。

一、理消汤的组方原则

理消汤方名意为调理消渴病，系由协调基方（即小柴胡汤以苏子代半夏，川椒代生姜）合六味地黄汤、白虎汤加减而成。

理消汤：黄芪120g、茵陈60g、丹参30g、郁金15g、花粉30g、熟地30g、山药30g、石膏60g、车前子30g、五味子15g、柴胡15g、黄芩15g、党参30g、苏子30g、川椒10g、猪胰子半个（同煎）。

机体各部分都必须服从整体，只有整体的协调，才有局部的改善，故本方以协调基方协调整体，去甘草、大枣，以降低处方含糖量。理消汤中其他药物遵循以下原则进行配伍。

1. 强壮中枢

糖尿病源于大脑中枢的气化功能失常，故治疗糖尿病首先要强壮中枢，益气升阳。根据补阳还五汤的用量，本方使用黄芪120克。

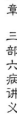

2. 调整自主神经功能紊乱

糖尿病患者自主神经功能紊乱，交感神经亢奋，使糖原从肝脏内动员出来，故选用石膏抑制交感神经；迷走神经抑制，消化腺分泌减少，出现口干舌燥，故选用花粉扶植迷走神经，使胰岛素分泌增加。

3. 补益肝胰二脏

自主神经功能紊乱会导致肝胰二脏功能异常，贮备糖原和分泌胰岛素的功能下降，故选用茵陈清利湿热以治肝，丹参合郁金活血行气，加强右心回血量，改善门静脉回流障碍，三药合用具有养肝补肝之功效。猪胰为血肉之品，以脏补脏，经过生物提取，能直接补充胰岛素合成所需原料，进而激发和增强胰岛 B 细胞的分泌功能，避免糖尿病初期皮下注射胰岛素的依赖性和对胰岛功能的抑制作用。

4. 补肾

补肾是治疗糖尿病的重要治则。当血糖超过肾糖阈时，肾小管和集合管无法回收大量血糖，血糖经肾脏排出，长此以往会导致肾功能下降，直至衰竭。糖尿病患者多死于肾功能衰竭。因此及早保护肾脏是保证糖尿病远期疗效的关键。治肾首选六味地黄汤，将补益肝肾、涩精固脱的山萸肉，更换为对人体五脏发挥平衡作用的五味子。把清热凉血，活血散瘀的牡丹皮更换为"功同四物"的丹参，把茯苓、泽泻更换为补肾利尿，排钠保钾的车前子，取其六味之实，更其方药，使全方更加简练。

二、糖尿病的整体论治

糖尿病无论初中晚期都伴随着整体气血功能失调的病理改变，气虚精亏、血虚燥热、津亏液耗贯穿糖尿病的始终，构成糖尿病发生、发展的重要矛盾。对于糖尿病的治疗过程中整体气血的紊乱，凭脉辨证法具有十分重要地位。

糖尿病初期多见溢脉，症见口渴引饮，消谷善饥，饮一溲一，形体渐瘦，舌红而燥，脉滑数或洪大。本期患者发病年龄偏小，以40岁以下居多，病程持续时间短，一般多在两年以内，胰岛素释放试验胰岛素均值与血糖均值呈正相关，并发症少而轻。矛盾的主要方面为交感神经兴奋，脏腑功能代偿性增强。治疗重点在于平亢。方选理消汤合调神平亢汤或白虎加人参汤。

糖尿病中期多见聚脉和紊脉，症见面色㿠白，倦怠乏力，心悸气短，胸胁胀满，失眠多梦，头晕耳鸣等。本期患者发病年龄以40～60岁居多，病程多在两年以上，十年以内，胰岛素释放试验见胰岛素与血糖均于第二小时达高峰，呈迟缓反应，两者均值呈正相关，并发症多而重。矛盾的主要方面发生改变，交感神经兴奋减弱，迷走神经由抑制转为兴奋，脏腑功能失代偿。治疗重点在于理气舒郁，养血滋阴。方选理消汤合调心理乱汤或调胃舒郁汤或一贯煎加归脾汤。

糖尿病晚期多见覆脉和紊脉，症见面色苍白无华或紫暗，形寒肢冷，腹满溏泻，腰酸耳鸣，心烦失眠，阳痿，视物不清，肢节麻木疼痛，小便混浊不清等。本期患者发病年龄在60岁以上居多，病程10年以上，胰岛素释放试验血糖均值与胰岛素均值呈负相关，合并症蜂起且多危重。矛盾的主要方面由脏腑功能失代偿转为严重损害，治疗重点在于扶正祛邪，急则治标，可选用调心理乱汤或者调肠解凝汤随证治之。

【医案举例】

1. 阎某，男，63岁。1970年10月出现饮食大增，然食日增而肌日削，至顿食一斤而不饱。口燥烦渴，夜间必尽两暖壶水，溲多无度，四肢酸困，周身无力，至某医院诊为"糖尿病"。1972年5月来诊。视其大肉陷下，面削颧凸，查血糖11.54mmol/L，尿糖（＋＋），脉弦细，苔黄燥。与理消汤，同时控制饮食，辅以较多之豆制品及蔬菜。药20剂，食量及尿量均减少，体重增加，已不烦渴。50剂后，饮食尿量一如常人，肌肉稍丰满。查血糖6.11mmol/

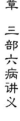

第三章 三部六病讲义

L，尿糖阴性，嘱一周服 2 剂，连服 3 月以做善后。（马文辉. 刘绍武三部六病传讲录[M]. 北京：科学出版社，2011：236.）

2. 张某，男，56 岁。患者于 1969 年患糖尿病，血糖波动在 10～16.64mmol/L，尿糖（±～＋＋＋＋），伴有室上性心动过速，先后在北京等地中西医院治疗均无满意效果，用胰岛素、D860 均没有反应，故对治疗失去信心。仅以降糖灵维持，任病自便，每遇劳累，尿糖则为（＋＋＋＋），休息数日尿糖可以降为（＋＋），1973 年患者在同事劝说下求治，与理消汤，服药 7 剂尿糖降为（±），服 20 剂尿糖（－），以后以调心理乱汤治疗室上性心动过速，服 2 剂调心理乱汤、服 1 剂理消汤，交替使用上方，共用 60 剂，两病皆愈。（马文辉. 刘绍武三部六病传讲录[M]. 北京：科学出版社，2011：236.）

3. 张某，男，留苏医学博士。患有糖尿病，尿糖（＋＋＋＋），并发动脉硬化和多脏器的疾病，遍求名医，治疗乏效，每天靠注射胰岛素维持，1973 年初经人建议请刘老会诊。患者脉上鱼际、聚于关部如豆，并且脉见涩象，与中枢理消汤（即理消汤合调神平亢汤、调心宽胸汤、调胃舒郁汤），1 周后，尿糖至（＋＋），后连续服用 3 月余，血糖、尿糖化验正常，体力恢复如初。（马文辉. 刘绍武三部六病传讲录[M]. 北京：科学出版社，2011：237.）

中医学的历史是一段继承与创新协同发展，扬弃与吸纳齐头并进的历史。当今时代正处于知识大发展、大爆炸、大融合的时期，中医学也需要与时代并进，与世界接轨。三部六病学说是时代的产物，是中医现代化的典范，是中西医结合的纽带和桥梁，是继中医温病学派之后又一里程碑。

思考题

三部六病对糖尿病的治疗思路包括哪几个方面？

第四章

三部六病口诀与歌诀

一、三部六病歌诀

刘惠生

序

当代名医刘绍武，八十余年从医路。
精研内经与伤寒，又学西医取长处。
哲理经验两丰富，突破传统出新著。
三部六病成系统，传人雄心有远谋。

结构篇

人身原本是整体，刘老划为表枢里。
各部范围今确定，病位清楚易记起。
表部统辖肺与皮，防卫调节又主气。
里部消化含肝胰，腐熟水谷营养渠。
枢部循环是血液，调配代谢成统一。

辨证篇

三部六病辨证篇，条理清晰不妄谈。
虚实寒热归阴阳，各从其部仔细辨。
十二单证基础安，百病纷纷各有源。
太阳厥阴隶属表，阳明太阴往里探。
枢部少阳与少阴，六病标准为指南。

证类篇

十二单证统全篇，纲领症候时时看。
并病合病又合证，主证常把单证兼。
证证复合达千万，分类执简可驭繁。
看病树立全面观，局部整体相关联。

治则篇

医者临证要清醒，先用病位归其证。
看准病性定治则，寒热补泻有侧重。
组方选药论君臣，药量投递再酌斟。
八法虽是人人知，用时还得辨分明。

治法篇

辨清病证识有胆，阴阳突出显两端。
对抗矛盾要先除，汗下清温补纠偏。
吐法耗气有风险，消法常隐方里边。
和法协调人整体，四脉指路不可短。

组方篇

定好治则选方良，主药副药要恰当。
佐药能增方中效，加减变化常思量。
太阳葛根与麻黄，厥阴当归桂枝方。
少阳黄芩携柴胡，少阴人参附子汤。
阳明大黄芒硝邦，太阴苍术配干姜。
组方用药想周到，临床使用有主张。

跋

辨证鼻祖张仲景，创立体系教后人。

莫道一千七百年，人人尊师投其门。

历代医家虽遵从，医道常常有更新。

统一构想今抛出，那家新说再出笼。

二、三部六病口诀

梁嘉骅

人之整体，一分为三；三部之名，曰表里枢；

表为表体，头肺体肢；里化谷水，乃脾肠胃；

枢联表里，归于心肝；正常人体，阴阳和谐；

阴阳失和，疾病乃生；医者辨证，析部势性；

势分虚实，性分寒热；性势即知，可明阴阳；

三部之中，寒热虚实；三四相乘，十二单证；

六病十二证，百病之元；同一部位，热实并存，

病阳属性，虚寒共生，病乃为阴；

表之阳盛，属太阳病；表之阴盛，病曰厥阴；

里阳盛之，阳明病至；里阴盛之，太阴病施；

枢阳若盛，病为少阳；枢阴若盛，病则少阴；

概而言之，谓之六病；三部六病，医者之纲；

病证相组，百病则成。

辨百病，有章法；明章法，知百病；

欲明法，先正名；名不正，法不顺；

十二证，分阴阳；同一部，俱阴阳，此奇证，称并病；

不同部，病共生，称合病；
部不同，病证存，谓之曰，病兼证；
证与证，或异部，或异性，或异势，皆合证；
证、病、合、兼、并，百病网织成。

行医者，欲治病；需先明，治之则；
热清之，寒温之，实泻之，虚补之；
四则明，思则清；施医时，还需记。
则虽同，部不同，方却异。

组良方，先知规；治百病，有规章；
合病者，合方治；证合证，均合方；
病兼证，有规循，同合方，细微异；
厥阴病，兼诸证，去赤芍，加芍药，添大枣；
少阳病，兼诸证，去石膏，舍知母，删竹叶，加芍药；
少阴病，兼诸证，去麦冬；阳明病，兼诸证，去白芍；
太阳病，太阴病，兼诸证，皆合方；
遇并病，情不同，有特方，需牢记；
遇临床，据原则，凭经验，依具体，方可变。

治有则，医有法；常治病，先纠偏；
久不愈，需协调；协调法，调整体，治局部；
整体和，局部消。

我祖师，张仲景，建医理，修辨法，
确治则，组方剂，使百病，成系统；
后有人，扬光大，分三部，成六病，
扬先哲，构新纲，成大统，大发扬。

三、三部六病病理三字诀

黄 力

表里枢，称三部，合阴阳，六病分，
表为天，肺皮主，里属地，饮食路，
枢居中，气血途，病万变，不能越，
辨治法，当规范，曰整体，曰系统，
曰局部，整体病，断于脉，脉四象，
当熟谙，治协调，小柴宗，系统病，
症当先，头项强，表阳病，手足冷，
表阴病，胸烦满，枢阳病，心动悸，
枢阴病，胃家实，里阳病，腹中满，
里阴病，凭主方，细择药，局部病，
局部治，觅专方，可施与。

四、整体病协调方歌

黄 力

柴胡协调方第一，去夏去姜入椒苏，
调神平亢从溢脉，膏桂黄蛎车前伍，
调心理乱紊脉证，百金参味瓜蛎乌，
调胃舒郁凭聚脉，白皮大黄功效著，
调肠解凝覆脉随，再投川楝与小茴。

第五章

人物简介

第一节 刘绍武传记

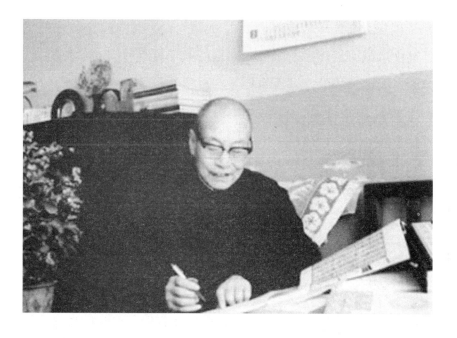

刘绍武，男，1907 年 4 月 3 日（光绪三十三年丁未二月廿一）
生于山西省襄垣县十字道村，2004 年 12 月 2 日卒于海南省海口市，
享年 98 岁。刘绍武生前为山西省太原市中医研究所主任医师，研究
员，我国近现代著名经方大家。1990 年被国家中医药管理局评选为
首批著名老中医。

刘绍武自幼酷嗜史学，稍长后开始自学中医。1924 年悬壶于乡
梓。由于屡起沉疴，遂名声大振。1930 年在长治市创办友仁医院，
着手中药煎剂改革之研究，并附设友仁医社，为当地培养名医多人，
后移壶于西安、天水等地。1944 年参加国家考试院在西安的考试，

以优异的成绩取得中医师证书。新中国成立后，任太原市中医研究所主任医师，研究员。并被选为太原市人民代表大会常务委员会委员，太原市政协委员，山西省中医学会理事，山西省药品评审委员会委员。1990年被国家中医药管理局评为"全国首批500名名老中医"之一。刘绍武经验丰富，尤对《伤寒论》有深入的研究。1945年前著有《仲景学术观》《仲景证治观》《仲景药能观》等，惜因战乱，未付梓而稿已佚。1971年以后，根据《伤寒论》之辨证思想，创立"三部六病"学说，并著有《三部六病》《刘绍武医案选》等书，其中所拟协调疗法十余方，对冠心病、慢性气管炎、慢性肾炎、溃疡病、慢性结肠炎、红斑狼疮等均有卓著疗效，颇受好评。

一、少年求学多艰辛，立志从医路难行

刘绍武祖籍山东诸城刘家双塘村，后迁至安丘舒角堡，光绪十四年（1888年）父辈逃荒入晋，先到洪洞，后落户襄垣。其父不识字，以农为生，先替人看护庄稼，后在粉坊做工，多年后将粉坊买了下来。祖上五代单传，他有一兄长，年长其20岁，生于山东，2岁时随父母逃难山西，毕业于长治第四师范学校（现一中）。刘绍武少年好学，天资聪慧。因家境贫寒，1919年，13岁时在襄垣县小学上学，一年后因该校停办，而在第二高小旁听，半年后成为该校第五班正式学生。只用了一年便学完了初小三年课程。1921年，随兄到长治，转入长治第四师范附小。半年后，随其国文教师陈福庆到长治第一高小入五班学习。期间也是边旁听边打短工，四年后虽以优异成绩考入中学，但由于经济不济，只好辍学，1924年返家种田。18岁的刘绍武夏种菜、冬贩粮，成为家中的主要劳动力。1926年20岁时到长治县与壶关县交界的经坊村煤矿学习会计。

刘绍武幼年时体弱多病，因患病（缺铁性贫血）体质很差，以致面黄肌瘦，一次痢疾险些丧命，他深感俗医之误人，从此立志学医。高小期间，同窗好友闫毛林家世代行医，藏书充栋，刘绍武时

常借书于他，开始涉猎医学。蒋示吉编著的《医学说约》是刘绍武的启蒙读本，他常把学来的知识用于临床，每一次的成功都会使年幼的刘绍武兴奋不已。返乡种田以后，也没有间断学习，每当得到一本医书总是爱不释手、如饥似渴。一次他随父亲种谷子，打坯时，只顾看书，墩子全滚在坯背上。又一次碾米，备好牲口、摊下谷子，等他从书梦中醒来之后，谷子已全部碾成了米粉。少年的刘绍武就是这样，在极其艰苦的条件下，从不放过每一空隙，刻苦钻研，短短几年时间里，他读完了《陈修园医书七十种》，了解了中医的经典著作《黄帝内经》《伤寒论》《金匮要略》《神农本草经》等，为他以后的医疗实践打下了坚实的基础。

　　1926年，刘绍武因其兄与他人合伙在长治县经坊村开办了一个煤矿，而到煤矿当学徒。刘绍武因其随马云亭学习会计，后二人互相为师，共同学习会计和医学。也就是从这里开始了刘绍武的医生生涯，为当地百姓治病，医术得到了很大提高。虽然当时的条件很差，并且无师请教，凭着勤奋的精神和上学时打好的古文基础，硬是闯出一条路来。业余时间，为百姓义务治病，分文不取，与当地人民结下鱼水深情。当时的经坊煤矿，由于周围四十里无医生，老百姓看病十分困难，他除了学会计外，实际上成为当地的一名医生。不到三年时间，已名扬乡里。1927年、1930年、1933年每隔三年长治一带就发生一次流行瘟疫。刘绍武目睹老百姓这一灾难，开始勤求古训，博采众方，昼夜奔波于病家之中，力尽救死扶伤之能事。从此立下规矩：不收病人一文钱，不吃病家一顿饭，几十年不破一例。悲惨的现实与苦心实践，造就了刘绍武精湛的医技和高尚的医德。刘绍武曾经常说："经坊是我从医的摇篮和学校。"在经坊煤矿期间，刘绍武看病完全是业余的，起初还得背着经理去出诊。随着医名的提高，求诊者越来越多，经常遭到经理的痛斥，说他不务正业。由于经理喜欢戴高帽，刘绍武就让病人先找经理求情，对其奉承吹捧一方后，再行诊病。这样，刘绍武看病就从一开始的秘密转向公开。

马云亭比刘绍武还年长 6 岁，是煤矿上的会计，壶关程村人，两位互为老师。当时壶关县城有一河南辉县的冯老大夫，医术高明，曾为马云亭治疗眼病。他双眼布满灰膜，视物模糊，经冯先生切脉服药后痊愈。马云亭自此开始学医，后来成为长治名医，专攻眼科。冯老先生的医德对刘绍武影响很大，当时县太爷得了病，派差役招冯先生，由于差役态度傲慢，被冯先生冷言拒绝。不得已县太爷亲自拜见，医好了顽疾，传为佳话。一次，马云亭外出看病，处方当归龙荟丸，回来后他把病情给刘绍武讲述一遍，刘绍武听后急曰："错了！"迅速陪学生赶往病家，这时病家已正在准备后事，煮好的汤药还未来得及服下。刘绍武仔细审察病情，患者虽外表一派炎热之象，而内藏真寒。急嘱马云亭煮术附汤，患者入汤病转，死而复生。又一次，一病人四肢厥逆，拘急疼痛，汗出淋漓，面色苍白。马云亭欲处四逆汤，刘绍武急止曰："此真热假寒之象，证属《伤寒论》第 29 条芍药甘草汤证。"果然一剂而愈。

年轻的刘绍武还经常下矿井了解情况，久而久之，他对煤矿有了相当的研究。什么样的地形有煤，有煤的地方地表有什么植物（寨梨花、寨柳、荆条称为煤标），青石山多出香煤，矿石山多产臭煤等，这些知识在当时的农村奇缺，就连煤矿上的"老博士"也敬重他三分。一次一个采煤队开山，刘绍武阻止说："此地无煤！"老博士不以为是，耗时数月，果如其言。问其故，他解释说："此处为两山相并之地，为地壳变动而成，两边都有，但此处无。"这在当时传为佳话。一次煤窑发水，泉眼如盆底大，水流不止，冲垮了 36 条防线，矿上慌作一团，认为活老君来了也没办法。刘绍武下井看后，吩咐准备七斤棉花，霸王泥（砂灰配红土）和二万块砖。井下四周包抄，筑了二丈长的砖墙，中间空开泉眼，一层比一层小，最后用七斤棉花迅速堵塞泉口，外面再用霸王泥和砖封堵。共用了 45 车石灰，2 万多砖，才把水堵住，挽救了矿井。从此被矿工们称为"活老君"。还有一次，由于矿井深处通风条件差，井下的灯无法点燃。刘绍武让人把废井口全部封死，然后在最深处井口点燃柴火，空气迅速流通起来。这些道理今天看来很落后，也很简单，然而，在新中国成立以前旧法开采的小煤矿，却是鲜为人知。通过这些事件，反映出刘绍武不为陈规所束，天资过人之处。

1930年，24岁的刘绍武离开了煤矿，在长治市西街关帝庙47号院，以50块响洋入股创办了上党地区第一家私人医院——友仁医院。意为"以文会友，以友辅仁"，并成立了友仁中西医研究社，刘绍武被推举为院长兼社长，成为当时潞安府一带的名医。当时医院仅5个医生，2个司药，4个学徒，他们在诊病之余，定期举行学术活动，社会医界人员30余人常来听课，医社成员医学水平提高很快。1933年，长治举办中医考试，共考取12名，友仁医社占到10名，社会影响很大。这些人后来都成为当地名医。

"友仁医社"每星期日开一次讨论会。开会之前先确定一个讨论的题目，大家在一周内积极准备，开会这一天共同讨论交流各自的看法和认识，会后由刘绍武总结大家的发言，收集大家的意见，写成一份资料，作为医社的刊物，油印后发给大家，总共印过140多期。这段历史在《长治市卫生志1840—1985》有如下记载："友仁医院学术风气很浓，除了他们院内工作人员外，吸收社会上的私人医生和爱好医学的知识分子30余人，组成他们的社友，每周组织一次专题学术讲学，除本社社友外，各界爱好医学人士都可参加。诊所的医生多数是通过自学成才的，他们把临床看病中遇到的疑难问题，展开学术争辩，探讨古今医学，各人都有其独到之处。他们互相取长补短，共同学习提高治病本领。1933年国家在长治考试中医，共有12名及格，其中就有10名是友仁医院的社友。由此可知友仁医院学术气氛之浓厚。全心全意学而有术，在治病中有很高的声誉。这些医道前贤，有些还健在，都是当地的知名人士。"

这时的刘绍武，经过系统的学习和实践，已经成为一名既有理

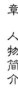

第五章 人物简介

论又有经验的真正意义上的医生。他阅读了《医学大成》三百余册，并从 1928 年中华书局出版的《皇汉医学》中受到启发，领悟到了《伤寒论》的医学价值，开始了一病一方、合病合方的治疗模式。在猖獗的瘟疫流行中，通过对《温病条辨》和《伤寒论》的反复对照和不断实践，显示出了仲景经方的卓著疗效和辨证优势。从此，刘绍武逐渐放弃了时方，专攻经方，这对他以后的治学产生了深远的影响。反复实践的体会，使他开始认识到《伤寒论》条文编辑的不足，认为《伤寒论》的根本问题在于纲不系目，桂枝汤不能治疗太阳病。他在剂型改革上也做了一些尝试，把制好的成方放在药架上当作成药使用。由于条件差，汤剂只能放在地窖中。反映出他原始的定证、定方的思想。1933 年，刘志丹将军东渡黄河，在孝义与国民党展开激战。阎锡山惧怕共产党的活动，禁止了一切社团活动。同年 7 月总计活动了 140 余次的友仁医社被迫关闭，友仁医院更名为"同仁医院"，赵子华担任了院长。刘绍武离开了医院又回到了经坊煤矿。他接替了原经理王少鹏，既当经理，又当会计。这期间，刘绍武曾经与路经长治的共产党人抗日民族英雄杨靖宇将军有过接触，并帮助过他。这件事虽鲜为人知，刘绍武却深藏心中，常引以为豪。1938 年日寇进犯华北，医院被迫关闭。

二、一身豪气不做奴，流落异乡研医理

1939 年，日寇进犯山西，长治沦陷。刘绍武抛家舍业，背井离乡，夜逃西安，开始了长达十年的漂泊生活。

刘绍武虽然经营煤矿，但由于煤源不足，打了几口井都不出煤，致使债台高筑。为了不影响工人工资，想尽办法，周转借贷，一年下来所剩无几。即使这样，他还时常接济贫苦百姓。每到秋收季节，他就大量购进谷米，储藏两仓，以备春夏之际周围农民闹饥荒。春借秋还，年年如此。一次，村里一个叫张老四的年轻人，懒散赌博，不务正业，年终揭不开锅，大年三十到刘绍武家借粮。刘绍武顾其

家有年高老母，没等老四开口，就让家人给了他40块钱，2斗小米，帮他渡过难关。后来日本人占领了长治，他做了村里的维持会长。1939年冬天，日本人到村里开会，要抓刘绍武为其开矿。老四借口拉肚子，跑到刘绍武家，通报了这个消息。刘绍武连夜越墙而逃，跑到了汉川村，幸免了日本人的捉拿。

为了安全，他随难民一路西逃。腊月，徒步下太行，过黄河，到洛阳，乘火车往西安，时已第二年正月。逃难西安后，身上所带盘缠基本用尽，人地两生，经济无济，三天来只好吃红薯喝白水度日。后来接受了教会的救济，在赵铁生（显谊）家定居下来，行医为生。

按照当时国民政府规定，开业行医需取得当地的行医资格证。刘绍武于1940年2月报名参加中医考试，9月份通过了陕西省西安市的考试后，发给及格证，并取得了中医师资格，在尚仁路（现解放路）公字1号挂牌开业，正式行医。1942年又参加了中央考试部门的中医师资格证书考试，1943年获考试及格证并登报公布，由于时局动荡，直至1946年才拿到中医师资格证书。在当时全国中医界通过这项考试的也是屈指可数（约40余人），后来这些人都成为中医界的泰斗。这期间他对新兴学科，如西方哲学、逻辑学、心理学产生了强烈兴趣，并深受中西汇通派的影响，广泛结识医界同仁，参加了西安中医学会，与傅仙方（陕西中医学会理事长）、宋紫峰、王新武（著名太极拳师，新中国成立后在天津中医学院）、史寿之等人创办了《国医周报》，并担任编辑，连载了他撰写的《心脏病的诊断与治疗》共37期，达九万余字。他在碑林处所做的"心脏病的诊断与治疗"学术讲演，受到全场听众起立鼓掌，从此他在西安崭露头角。当时从600余名医师中选拔了60名，刘绍武位列第11名，并受邀在西安市中医学会门诊部出诊。

1942年8月，起程回家探望。途经宜川、吉县、隰县，在孝义染上伤寒病，遂住在孝义养病，腊月，病愈后回家，待到家中伤寒再次复发，病程达八、九个月。1943 年秋天，从家乡起身，经安徽亳州、河南漯河、洛阳，11 月到达西安，这次行程达一月之久。

1943 年底，日寇攻进潼关，西安疏散人口，刘绍武被迫迁往甘肃天水。他与徒弟徐光棣历尽艰辛，在天水纪常路创办了"友仁诊所"。当时的天水成为敌后方，山西名流云集于此，在各界人士和"力行化工社"的赞助下，恢复了"友仁医社"，开展了讲学活动，成员多是汇集此地的同乡和社会名流，如时任《晋阳日报》《垅南日报》的总编辑张辅轩（后任山西大学理化系主任，1987 年去世）、忻州五中校长郭问芝、明原中学教务处主任邱玉杰、武乡县县长和克俭、芮城县县长张仁、山西大律师赵壁方、徒弟徐光棣等十余人，开始学习中医。这时刘绍武的"三部六病"观已成雏形，从 1944 年 8 月 – 1945 年 5 月于每日下午 3 – 6 时讲授《伤寒论》和《金匮要略》。由张辅轩做笔记，并由其整理，写成约 30 万字的资料，包括三部分：《仲景学术观》《仲景证治观》《仲景药能观》。1945 年，仲景"三观"准备由张辅轩先生在陇南日报社刊印，后因战事吃紧，陇南日报社被关闭，未能出版。1945 年 8 月日寇投降后，国内战事稍缓，欣喜之际，急于返乡，致使"三观"原稿遗失。至今原稿只剩下《仲景证治观》一部分，这是 1949 年由张瑞安抄写后留下的。

1946 年 3 月，由天水经宜川、吉县、隰县、孝义，到 1946 年 6 月，刘绍武历时三个月辗转回到太原。由于国民党的封锁未能回到襄垣老家，1946 年 6 月 28 日开始在红市街宁化府对面的济华药店挂牌坐堂，行医至 1947 年八月初七。因其医术精湛，成为当时轰动太原的名医，就医者甚多，名声大振。当时在太原行医的泗亦人（后任北京中医杂志社总编辑）、李翰卿（后任山西省中医研究所所长）二人曾慕名前去拜访，观看刘绍武称之为"讨饭证"的"行医证"和"中医师证"。

1947 年八月初七，因仍不能回到家乡，决定返回天水。在最后坐堂的一周中，刘绍武义务为患者看病，仅中秋节一天，患者送来的月饼就达 64 斤，刘绍武全部周济给过路的穷人。1947 年 9 月中秋节过后，从太原乘运粮的飞机到当时的北平，又乘火车到包头，再乘汽车到陕坝镇（现在为杭锦后旗），后经银川、兰州，于 1947 年 11 月到达天水，继续行医。后因内战吃紧迫及天水，1948 年 6 月移居凉州武威，在当地最大的药庄——同济中药店坐堂 5 个月。1949 年 3 月由武威到西安等待解放，当时的西安大军压境，战事一触即发，刘绍武夜做一梦，说西安和平解放，被人们当作笑谈。不久，胡宗南的中央军撤离了西安战区，换防成马鸿逵、马步芳的部队，奇怪的是他们在距西安一百多里以外的地方安营扎寨，解放军经过激战，消灭了国民党的武装，于 1949 年 6 月和平解放了西安。当时回山西去的铁路被破坏，与同行的人共同乘马车到临汾后，乘火车到太原，并在太原停留约二个月，其间仍在济华药店坐堂。1949 年 11 月，才得以乘汽车返家到达襄垣，终于回到久别的家乡，结束了长达十年的漂泊流离的逃亡生活。

三、立志创业展宏图，是非之秋难如意

1952 年春三月，新中国百业待兴，一派欣欣向荣。刘绍武便满怀壮志重返他开基立业的长治市，在"同仁联合诊所"坐堂行医，由于他早年在这一带所建立的信誉，加之他娴熟的技术和高尚的医德，很快赢得了广大医患的拥戴。这段时间，他对早期的学术观点进行了修正、充实和提高，并创制了团鱼丸、小红丸。46 岁的刘绍武年富力强，学研俱丰，正处事业的黄金时期，天有不测风云，一场危机悄然降临。

刘绍武早年在西安开始信奉基督教，1947 年他在太原期间，曾与一些爱国信徒为反对宗教洋化、倡导宗教独立，在桥头街教堂创办了中国人自己的教会，从此便得罪了当时的洋人代办宗教头目某某某等人。新中国成立后，某某某（留美主教，宗教界三朝元老）等人凭借自己在宗教界的权威和影响，诬陷刘绍武打着宗教旗号，

搞反革命活动。1956年1月山西省公安厅从长治拘捕了刘绍武，关押在太原小东门拘留所。经省公安厅9个月的详细调查，证实为误告，并将以往历史做了结论后存档，被无罪释放。临行时，公安厅同志把刘绍武送到车站，给他三十块钱作路费，并邀请他到太原行医。释放后就住在王烛光（牧师）家中。

有关刘绍武的信仰，他自己做过许多介绍。他的父母是中国旧时农村最普通的那种求神拜佛者。他13岁那年，一次痢疾险些丧命，昏迷之时感觉自己离开躯体飘浮在空中，向村外飞去，沿途看到一村民牵着牛向村口走去，听见母亲撕心裂肺地呼唤着他的乳名"明儿！明儿！不要走……"他又掉头返回家中。他睁开眼后，看到母亲正拿着他的衣服痛哭流涕喊他呢！他询问某某是否牵着牛正向村口走去？被告之的确如此。此后他对灵魂之事开始怀疑。他到经坊煤矿之后，有一位国画老先生，鹤发童颜，白须盈尺，信仰基督教。时常给他讲道，刘绍武则针锋相对，拿儒家经典与之辩论，相持不下。老先生临行前叮嘱刘绍武："危难时不要忘记有一位天父会保佑你！"当时长治一带常有响马出入，一天夜里，突然间喊声、敲门声一片，家人急忙来报，"土匪上来了！"情急之下，刘绍武慌不择路，躲进了院中一个地坑里，等于自投罗网。当时土匪不仅抢财，还把烧红的铁火口挂在乡亲脖子上，非常残忍。十几个土匪闯入院中后，到处搜查，此时刘绍武吓得脱口而出："天父救我！"忽听一声巨响从空中传来："滚！"土匪像中了魔似的整队逃窜。这件事对刘绍武产生了巨大影响，致使他彻底信仰了基督教。

刘绍武对佛教也有相当的研究，《金刚经》可倒背如流，《六祖坛经》也了如指掌，对一些经文和典故有独到见解。他对《周易》造诣很深，对《周易来注》"流行者气，主宰者理，对待者数"非常推崇，主张理、气、象、数四者的统一。

1956年以后，刘绍武迁居太原，在五一路大仁堂中药店坐堂应诊。居住在新民东街9号院12平方米房间长达25年。1958年后到坝岭桥保健院行医，1959年开始筹建太原市中医研究所，由坝岭桥保健院、庙前街保健院、五一路针灸门诊部、上马街保健院、太原市第二联合医院等五个单位组成，于1960年正式开业，并被聘为研究员。从1958年到1962年四年多的时间里，北城区检察院李志魁（后任太原教育学院教务处主任）同志提出为刘绍武整理三部六病。两位在一间狭窄而昏暗的小阁楼上，一个讲，一个记，几乎牺牲了全部的节假日，整理出了约十几万字的《仲景学说观》手稿，并油印成册。当时任山西省中医研究所所长，山西省中医学会会长的李翰卿看到后深为赞赏，并由此放弃了他多年从事的《伤寒论》研究成果——《伤寒论讲义》的出版，特邀刘绍武来担任山西省中医学会举办的中医进修班的《伤寒论》授课任务。"三部六病"首次在中医界曝光，学术的争论也从此开始。"离经叛道，割裂经文"的帽子和棍子从四面八方飞来。这时的刘绍武先后主持了30张床位的溃疡病和20张床位的脉管炎的课题，取得了喜人成绩，1964年在北京参加了全国和华北地区的中医经验交流，受到好评，专病专方和协调疗法的思想逐渐成熟起来。1965年8月《上海中医药杂志》发表了刘绍武的《当归四逆汤加减治疗血栓闭塞性脉管炎10例》，12月《中医杂志》登载了刘绍武的《60例溃疡病的治疗报告》。1966年开始"一方到底"的定证、定方、定疗程方案，进行剂型改革。当时被誉为"山西四大名医"（李翰卿、韩玉辉、刘绍武、李学义）之一。

"文革"开始后，刘绍武虽然每天接诊一百多病人，任劳任怨，仍然被打成了"学术权威"和"黑五类"受到批判。后来由某某某、某某某的一张大字报被赶回老家，进行劳动改造。40天后，在广大患者的强烈要求下，太原市革委会主任刘世红勒令中医研究所立即派车从襄垣接回刘老大夫。浓重的政治气氛，随时都有身败名裂的灭顶之灾，时任太原市中医研究所所长的某某某就公开训斥说："叫你去掏厕所就得去掏厕所！只有老老实实，规规矩矩，不许乱说

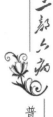
乱动。"刘绍武开始变得沉默寡言了，经常接受评判，打扫庭院，清扫厕所，挖防空洞来改造思想。刘绍武后来常诙谐地说："我是一名运动员，每次运动我都是第一名，先审查，再检讨，最后挂起来！不断循环。""三部六病"从此不再为人所知，而"刘柴胡"和"刘百付"的称号反而盛传。

四、老树春深更著花，三部六病出墙来

1971 年春，刘绍武随太原市中医研究所巡回医疗队来到太原市古交区，为古交区"西医学习中医班 62.6 卫校"培训班讲课。他试探地讲述了"三部六病"理法方药体系，引起了学员们的极大兴趣，随队工作人员赵先梅、韩基做了详细的笔记。1972 年 7 月，山西省第一期西医离职学习中医班在市中研开学，刘绍武系统地对"三部六病学术"进行了讲述。在学生宿明良等人要求下，临床上全面开展了《伤寒论》原方剂模拟应用，经过两年的时间，完成了四千份病例的统计工作，总结出六病的主证、纲领证、核心证。结论为：少阳病、太阴病以及少阳太阴合病在临床中占 80% 以上，其余只占 20%。

1975 年，刘绍武由于长期超负荷工作，积劳成疾，两次晕倒，只得在家休息养病。他拖着带病的身子，查阅了大量的医学书籍，着重探讨了现代医学和哲学，充实和发展了三部六病学说。在病重卧床休息期间，1976 年参加太原市第三期西学中班的学员郭维峰、在太原市中医研究所进修的闫云科耳闻刘绍武的医德、医术，他们深为刘老卧病在床不能聆听他的讲授而遗憾，决定登门求教。刘绍武虽重病缠身，但深为他们的好学和勤奋感动，于是每周二、五在家中抱病讲述三部六病学说，并多次展开热烈的讨论。郭维峰根据刘绍武的讲释，参考韩基和宿明良提供的笔记，并翻阅了大量中西医学资料，列出纲目，显示系统，在短短二十天内初步整理成十万多字的三部六病手稿，后经数月修改，征得刘绍武老师的认可，并

作为教材于1978年在解放军108医院举办的"北京军区西学中班"中讲授，受到了上级的重视和学员的好评。1979年胡连玺在刘绍武的指导下在《新中医》杂志第四期上发表了《六经当为六病》的论文，三部六病学说第一次推向全国。1979年由郭维峰整理的《三部六病》样本被太原市中医研究所所长赵影溪发现，极其重视，后经胡连玺增订后由太原市中医研究所铅印，内部发行。并参加了1979年的太原市中医学会的年会，受到高度评价和重视。这是三部六病学术第一次披露社会，受到青睐。

　　1980年，74岁的刘绍武拖着还未痊愈的身体，被太原市中医研究所返聘，回到了他久别的工作岗位，这时知识分子政策逐步落实，百花齐放，百家争鸣的学术氛围开始形成。此年刘绍武被山西省卫生厅聘为主任医师，四级，并担任了高中级评委会常委。1981年刘绍武当选为太原市第六届人民代表大会代表，并被选举为常委会委员，同年当选为太原市第七届政协常委委员。同年，按照高级知识分子待遇规定，分配了120平方米的住房，乔迁于山西省专为高级知识分子修建的新泽公寓。1982年加入中国农工民主党，并当选为山西省委员会委员，山西省中医学会理事，太原市科协常委。1983年山西省卫生厅组织中医经典著作提高班，刘绍武通过42次的讲课，再次系统而全面地介绍了三部六病学说的形成及其理法方药体系。当时，李兵林、胡连玺、宿明良、杨启明、刘惠生、赵迎庆等人也参加了听课，并作了录音。1984年刘绍武在《中医药研究杂志》发表《谈谈临床治疗杂病的一点体会》，第一家三部六病诊所"晋光中医三部六病诊所"由李兵林、贾民成立，开始剂型改革的尝试，取得了良好的经济效益和社会效益。1984年刘惠生与胡连玺整理编印了《刘绍武医案选》。同年宿明良根据随堂笔记及平素老师的教导，整理出二十余万字的稿本，在《探春学报》三部六病科研小组同学们的帮助下，于1985年7月以太原市三部六病研究室的名义印刷二万册，内部发行。同年10月在胡连玺、宿明良陪同下，刘绍武参加了在成都召开的全国仲景学术研讨会，并在大会上宣读了《〈伤寒论〉原文纲不系目》的论文，受到许多专家学者的高度评价。同年郭维峰的《三部六病学说概述》在《中医药研究杂志》发表。1984年3月25日赵卫星、石西康在《探春学报》发表《三部六病——一个值得深入探讨的学说》和《临床运用三部六病方论体会》，1985年8月25日石西康在《探春学报》发表《三部六病方治银屑病》。1986年山西中医学院《探春学报》三部六病科研小组赵卫星、石希康、马文辉等利用星期天、节假日登门求教，通过一年半的时间，刘绍武在家里系统地逐条讲解了《伤寒论》，并进行了录音。1986年5月25日马文辉在《探春学报》发表《三部六病的三大疗法》，同年11月10日发表《老树春深更著花》的专访文章。胡连玺在《中医药研究杂志》发表《著名老中医刘绍武论泄泻治法》。

1986年11月9日班旭升在《忻州地区科技》发表《攻坚汤应用举隅》，同年胡连玺在《辽宁中医杂志》第3、9、10期连载了《刘绍武老师三部六病学说简介》《刘绍武老师三部六病证治简介》，宿明良发表了《浅谈三部六病说的科学性》。1987年4月14日马文辉和郭石宏在《探春学报》发表《治疗学与剂型改革》《三部六病方显微二首》，6月在东部地区第二次仲景学术研讨会上郭维峰、宿明良发表了《三部六病的形成和发展》《三部六病学说是仲景学术思想的具体体现》《中医协调疗法探讨》的论文。1987年10月由郭维峰等编印了《三部六病资料集》第一集。1988年5月15日《探春学报》加发增刊登载了马文辉、白玉金撰写的《三部六病学说整体辨证概要》，郭石宏的《三部六病学说特色初探》，马文辉、吕建荣整理的《三部六病方治疗主动脉夹层瘤》，王永信的《理肠汤治疗术后早期粘连性肠梗阻34例体会》。马文辉等整理出了十余万字的《刘绍武串讲伤寒论》手稿，于1989年12月由山西医学院三部六病学社油印成册。1990年刘绍武被国家中医药管理局、国家人事部确定为全国首批500名老中医之一。1991年8月第四期《中医药研究》杂志首版发表了马文辉、白玉金的《刘绍武及其学术思想简介》。在此期间，组建了"山西三部六病中医研究所"、"北京军区三部六病研治所"、"太原三部六病门诊部"、"太原市三部六病研究会"，并有一批科研成果面世。刘惠生等研制的"中医刘绍武三部六病电子计算机诊疗系统"，1986年8月23日通过省级鉴定，并获省科研成果二等奖。徐黎明、郭维峰、宿明良等人提出的项目"老中医刘绍武的医疗经验整理研究及其三部六病综合诊疗系统的研制"于1989年12月在北京通过鉴定，并获全军科技成果二等奖。

20世纪80年代，"三部六病学术"影响日益广泛，一批批新型中医人才脱颖而出。山西中医学院、山西医科大学、首都医科大学先后自发成立了许多"三部六病"的学术组织，掀起了学习、研究三部六病学术的热潮。三部六病学说观点被1987年出版的高等中医院校教学参考丛书《伤寒论》所引用："刘绍武氏认为伤寒论辨证的'六经'当称'六病'。经络是组成人的一个部分，而'病'是机体阴阳失调的结果。六经和六病概念不同，六经是生理的，其循行有固定的路线，无病也仍然存在。六病是人为划分证候类型的方法，无病则'六病'不复存在。经络的病象只出现于其循行部位及其所络属之脏腑。六病之表现常是全身的。经络之阴阳是用以说明人体组织结构之属性，由脏腑之不同及循行体表部位的区别所决定，而六病的阴阳是用以说明疾病的属性。由病势、病位、病体所决定，包括表、里、寒、热、虚、实的内容。因此，六病和六经有本质的区别。"1989年出版的《中医现代化研究丛书——中医与多学科》有如下评述："按照系统科学的理论和方法，可以建立《内经》和《伤寒论》理论的'三部六病说'。其思想基础是根据一般系统论的原则，把整体划分为表、半表半里、里三个不同的空间，谓之三部，即表部、半表半里部、里部。每一部以阴阳不同的病性，划分为六类证候集合群，谓之六病，即表部之太阳病和厥阴病、里部之阳明病和太阴病、半表半里部之少阳病和少阴病。机体患病的空间位置

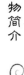

虽广，但不超过三部；病情变化尽管多种多样，但不越六病，据此便可创立与此相应的理法方药体系，解决目前的中医分科重复多样的问题，充分体现了系统的辨证论治原则，将有利于中医的整理和提高。"

1992年刘惠生等出版了《异源同流》一书。1992年2月，三部六病学术思想与临床经验收录于《山西名老中医经验汇编》，内容由弟子胡连玺撰写，该书由山西省卫生厅编撰、山西科学技术出版社出版。85岁高龄的刘绍武携孙刘东红等亲临海南，寻求学术发展，于1993年成立了"海南三部六病中医研究所"，使三部六病学说走出了山西，走向全国。1993年在北京召开的首届继承老中医经验学术交流会上，马文辉、郭维峰分别发表了《富有生机的协调疗法》《调胃汤的临床应用》，并刊载在《北京中医》杂志增刊上。1994年在全国首届疑难病学术交流会上由李兵林、马文辉发表了《三部六病对糖尿病的辨证论治》一文，并获一等奖。"94海峡两岸特色医疗交流恳谈会"上李兵林、马文辉编印散发了三部六病的资料，包括三部六病学说简介、三部六病学说对中药剂型改革的思路和临床经验、三部六病学说特色医疗、三部六病学说对糖尿病的辨证论治、糖尿病典型病案举例。1993年由山西三部六病中医研究所和山西榆社阿胶厂研制的"芪味糖平胶囊"获国家准字号。1994年1月27日徐黎明等研制的"中医三部六病全自动脉象诊疗仪"在北京军区通过鉴定，该项目获得全军科技进步三等奖，并获国家专利。1999年8月9日马文辉编辑完成了十余万字的三部六病导论——《易医论》，2000年5月根据刘绍武老师的嘱托整理完成了一万余字的《三部六病纲要》。2001年马文辉在《中医药研究》上发表《试论〈伤寒论〉的'六病'辨证和'三部'定位》，《中医杂志》2001增刊同时刊载。2001年5月《中华中西医结合杂志》登载了马文辉的《浅谈三部六病学说》。新世纪海峡两岸中医药再次选登马文辉的《三部六病学说对糖尿病的辨证论治》。同年臧东来在《中医药研究》发表《试论"六病时位"是〈伤寒论〉的证治程序》。2002 年冯舟在《中医杂志》增刊发表《刘绍武对张仲景方药研究概述》。2003 年 7 月马文辉在《中国中医基础医学杂志》发表《古天文历法是中医基础理论的思辨框架》。2005 年 7 月《中西医结合学报》发表了马文辉的《试论〈伤寒论〉的三阴三阳时位辨证》。2005 年北京军区总医院徐黎明等以"中医脉象数学分析研究"立项，获得国家自然科学基金的资助。

2002 年《三部六病精义》由刘惠生编辑整理出版发行。2002 年，"三部六病"学术思想由弟子马文辉带进"中国中医研究院"。全国各地三部六病同仁共聚北京中医研究院共商发展大计，成立中国三部六病医学会，选举刘绍武为会长，郭维峰、徐黎明、刘惠生、宿明良、苏庆民、马文辉、刘东红为常务理事。2003 年 12 月 15 日在海口召开了第一届常务理事会，刘绍武签发了两个重要文件，关于三部六病知识产权意见书和三部六病医学会授权书。

2004 年 12 月 2 日，刘绍武老师因病与世长辞，终年 98 岁。2005 年 5 月 4 日老人家的骨灰安放在家乡襄垣十字道村。

1982 年 7 月 31 日《山西日报》头版头条以《妙手医百病，德高不谋私》、1983 年 11 月 15 日《太原日报》以《遵医祖古训，怀救苦之心》、1986 年 7 月 5 日《健康报》以《高风亮节六十载》、1993 年 6 月 6 日《海南日报》以《杏林老宿》、1993 年 8 月 21 日《海南侨报》以《杏林老宿，高山景行》为题陆续报道了刘绍武医德医风，成为行业的典范。刘绍武的一生是高超医术和高尚医德的完美结合，刘绍武的一生是为中医事业奋斗的一生，刘绍武的一生是不断继承和创新、执着追求真理的一生。

2004 年 4 月 8 日，山西省中医界在太原市隆重举行"纪念名老中医刘绍武诞辰 100 周年暨三部六病学说传承大会"，省市领导和社会各界人士对刘绍武先生一生的医学成就予以高度评价。

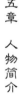

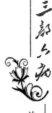
　　2005 年 12 月 19 日，在山西省委、政府和卫生厅等有关领导关怀下，在广大三部六病弟子努力下，山西省中医药学会三部六病专业委员会成立，以告慰刘绍武先生在天之灵！

（刘绍武口述　马文辉整理）

第二节　讲师团队

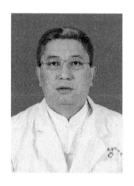

马文辉　主任医师，硕士研究生导师。师从刘绍武老先生。现任山西中医学院附属医院三部六病研究室、风湿科主任。

第二批全国中医临床优秀人才，山西中医学院附属医院"首届名医"，2011 年山西省科技厅授予"山西省优秀青年科学技术奖"，同年中华中医药学会授予"科技之星"等荣誉称号。

完成国家级科研课题 1 项（"十一五"国家科技支撑计划：农村卫生适宜技术推广项目——《伤寒论》三部六病诊疗技术推广应用研究，培训了全省 5 个县市的近千名乡村医生）；省级科研课题 1 项（山西省卫生厅科技攻关项目：《伤寒论》三阴三阳辨证论治体系重构）；与中国中医科学院西苑医院合作国家级课题 1 项（"十一五"国家科技支撑计划：中医外治特色疗法和外治技术示范研究——消炎止痛膏治疗类风湿性关节炎关节痛临床示范性研究）；承担国家中医药管理局继续教育项目 5 项（《伤寒论》三部六病诊疗技术推广培训班、三部六病医学流派的形成与发展、三部六病主方原理和临床实用技术应用培训班、首届南阳国际仲景节·三部六病学术专题论坛、三部六病医学流派对话中和医派高峰论坛）；完成山西省卫生厅中医药管理局"农村中医药适宜技术推广"250 人的师资培训，培训基层医生 1100 余名；承担了山西省卫生厅首届"西医学习中医"培训班 500 人次的授课。

主编学术著作 6 部：《传染病的中西医诊疗技术》（农村版：科

学出版社）、《刘绍武讲评〈伤寒杂病论〉》（中国中医药出版社）、《刘绍武三部六病讲传录》（科学出版社）、《流行病与传染病中西医诊疗规范》（社区版：科学出版社）、《三部六病薪传录——经方的继承与创新》（人民军医出版社）、《三部六病薪传录2——拜谒仲景，研习经方》。参编3部：《刘绍武——近代百名著名中医丛书》（中国中医出版社）、《山西省著名中医临床经验荟萃》（人民卫生出版社）、《中医治未病常识》（中医古籍出版社）。在国内外专业刊物上发表论文六十余篇，国家级论文7篇，网上发帖300余篇。研制开发了六类制剂品种，神康合剂、胃康合剂、胰康合剂、肝康合剂、肺康合剂、皮康合剂等。

社会兼职：山西省卫生厅高级职称评审专家中医组成员、山西省中医药学会理事、山西省中医药学会三部六病专业委员会副主任委员、山西省医师协会中西医结合医师分会常委、世界中医药联合会亚健康专业委员会理事、山西医学会风湿病学专业委员会常委、中华中医药学会仲景学术专业委员会常委、风湿病专业委员会常委、心身医学专业委员会常委、山西省中医药学会肿瘤专业委员会常委、山西省中西医结合学会肿瘤专业委员会常委、山西省专家学者协会副会长、中医药专业委员会主任委员。

临床擅长治疗脾胃病、风湿病、老年病、肿瘤病及各种疑难杂症。

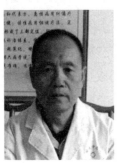

臧东来 中医师，师从刘绍武先生。

在继承刘绍武先生"三部六病"学说，否定"六经"为"六病"的基础上，创造性地提出三阴三阳"六时"概念，用"六病时位"观点解释《伤寒论》的辨治程序。认为"六时"为古代自然天时，用"六时"与《伤寒论》"三阴三阳"相对应，以六时命名六病，《伤寒论》即以此划分六病。

社会兼职：晋中市榆次区三部六病专业委员会副主任委员、晋中市榆次区中医学会委员。

善于运用三部六病调神汤、调心汤等协调方治疗心脑血管病，运用《伤寒论》《金匮要略》经典方剂辨证治疗脾胃病、呼吸系统疾病。

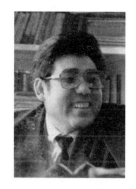

赵迎庆　副主任医师，师从刘绍武老先生。

社会兼职：太原傅山医院创始人兼第一任院长，太原青主堂堂主，傅山第十一代传人，中国傅山医学学派带头人，全国基层优秀名中医，山西特色名医，太原市名老中医，山西省中医药学会傅山专业委员会委员常务理事，太原傅山研究会副会长兼医学部主任，山西省中医药学会太原傅山医学研究会常务副会长兼秘书长，山西省中医药学会三部六病专业委员会常务理事，中华傅山园医学专业委员会副主任委员。

临床擅长治疗中医外科疾病。

赵卫星　副主任医师，师从刘绍武老先生。晋中市中医院心血管内科副主任。

社会兼职：中华医学会会员，山西省中医学会会员，山西省中西医结合学会、心血管专业委员会委员，山西省中医学会三部六病专业委员会副主任委员。

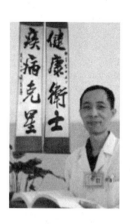

临床擅长治疗心血管疾病和心理疾病（简称"双心疾病"）。独创《心脏病中医系统全息疗法》，"调心合剂"为其代表药物，获本院"专病制剂开发奖"。著名书法家盛寿藻为其题词："健康卫士，疾病克星。"

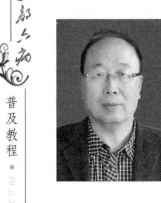

石西康　主任医师，师从刘绍武老先生，原平陆县中医院院长。

社会兼职：运城市中医学会理事，运城市名中医，全国基层名中医。

临床擅长治疗冠心病、高血压病、心功能不全、脑血管病及其后遗症、慢性胃肠炎等。

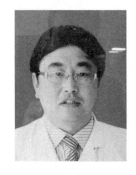

丁永斌　主任医师，师从刘绍武老先生，现任昔阳县人民医院内科主任。

临床擅长治疗肺病、心脑血管疾病。

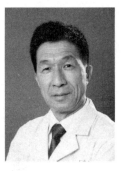

岳天明　副主任医师，师从刘绍武老先生，现任太原市中医医院肿瘤科主任，山西中医学院兼职副教授。

以中西医结合的疗法治疗各类肿瘤，采用微创介入化疗技术，应用小化疗、大中药的中西医结合冲击疗法，擅长治疗消化系统癌症（肝癌、胃癌、直肠癌、胆管癌、胰腺癌）、肺癌、子宫癌以及不适合于手术的中晚期癌症等疾病。

牛春兰　主任医师，师从刘绍武老先生。现任山西中医学院附属医院肾病科及血液透析室主任。

通过研究三部六病辨证论治体系对水肿病分

类用药，熟练掌握经方在水肿病方面的应用。临床应用三部六病决渎汤、调肾汤加减治疗各种原发性或继发性肾脏疾病所致的水肿，每获良效。

社会兼职：中国中西医结合肾脏病专业委员会山西青年委员会常委，山西省医师学会络病专业委员会常委，山西省医师协会中西医结合分会委员，山西省血液透析专业委员会委员，山西省中医药学会亚健康专业委员会委员，中国中医药现代远程教育杂志社三部六病学术委员会副主任委员。

临床擅长治疗各种肾病。

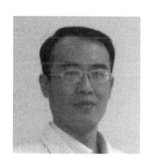

郭秀平　主任医师，师从刘绍武老先生，现任太原市传染病医院中西医肝病一科主任，山西医科大学兼职教授。

擅长慢性病毒性肝炎、肝硬化、自身免疫性肝炎及麻疹、水痘、猩红热、手足口、布鲁氏杆菌病等疾患的中西医诊治。

杜秀娟　主任医师，教授，硕士研究生导师，师从刘绍武老先生女弟子刘惠智，现任山西省中医院脑病科主任。国家中医药管理局第三批优秀中医临床人才。曾被太原市科干局确定为"名老中医学术继承人"。

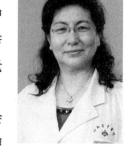

社会兼职：山西中医药学会理事，中医药学会基础专业委员会、内科专业委员会委员，山西省神经内科专业委员会心理卫生协会、癫痫防治专业委员会委员，山西省医师协会神经内科分会委员，山西省医师协会老年医学分会委员，中国中医药现代远程教育杂志三部六病学术委员会副主任委员。

临床擅长治疗眩晕、头痛、失眠、面瘫、脑血管病。

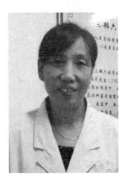

武德卿 副主任中医师，榆次区中医院脾胃科，三部六病示范门诊主任。

社会兼职：榆次区首届名中医，榆次区中医药学会副会长，榆次区中医药学会三部六病专业委员会主任委员，中国中医药现代远程教育杂志社三部六病学术委员会副主任委员。

临床擅长治疗急性发热性疾病、脾胃病、心血管疾病、各种肿瘤，以及疑难杂证。

丁庆学 主任医师，师从刘绍武老先生弟子郭维峰、臧东来、马文辉先生，现任鹤壁市中医院脾胃肝胆科主任，河南三部六病传承工作站主任。

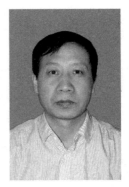

社会兼职：河南省中西医结合肝胆专业委员会常务委员，河南省中医养生保健专业委员会委员，河南省中医药管理局重点中医学科带头人，鹤壁市消化内科、消化内镜专业委员会副主任委员，鹤壁市感染暨肝病专业委员会副主任委员，鹤壁市首届青年科技专家，鹤壁市第六批科技拔尖人才，《中国医学创新》杂志社编审专家委员会委员、特约编委，《医药前沿》杂志社特约编委。

临床擅长运用经方治疗慢性肝炎、肝硬化、肝腹水、脂肪肝、慢性胃炎、消化性溃疡、溃疡性结肠炎、糖尿病及并发症、胆肾结石、慢性肾炎、抑郁症、焦虑症、失眠、便秘、更年期综合征、三高症、肥胖、顽固性咳嗽、月经不调、痛经、乳腺增生、子宫肌瘤及恶性肿瘤手术放化疗后、亚健康状态的中医药调理。

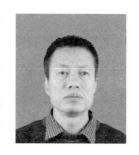

刘剑波 主任医师，师从刘惠生主任。现任山西三部六病中医研究所副所长。

继承刘绍武先生的学说，以完整呈现先生学术思想为目的，整理先生的学术理论和临床经验，出版了"十一五"国家重点图书百名中医临床家丛书《刘绍武》；收集整理了刘绍武先生生前轶稿《仲景证治观》《仲景学术观》，将先生对《伤寒论》的诸多理解和运用经验付梓保存。

社会兼职：山西省中医药学会三部六病专业委员会副主任委员。

临床上运用芪味糖平胶囊、肌复灵等制剂辨证治疗2型糖尿病、进行性肌营养不良症和重症肌无力等疾病取得了良好的临床疗效。

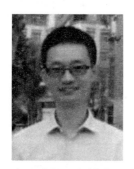

王俊峰 山西中医学院讲师，主治医师，国医大师吕景山教授弟子。本科毕业于河南中医学院，先后于成都中医药大学、福建中医药大学攻读硕士、博士；崇尚经典，重视扶阳思想，尤喜六经辨证，私淑火神派鼻祖郑钦安，擅用附子、干姜、大黄、石膏治疗疑难重症；临证常用山西名医刘绍武前辈三部六病体系治疗各类常见病；民间师从少林31代德巍师父习点穴手法及易医学，对鼻炎、咽炎、腹痛、痛经、颈肩腰腿痛等能立即取效；对糖尿病、高血压、失眠、脑梗、更年期综合征、妇女经带异常、小儿发热、良性包块恶性肿瘤纯中医治疗有独特疗效。

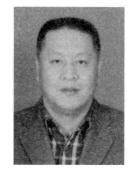

韩振国 副主任医师，副教授，硕士研究生导师，师从刘绍武老先生弟子刘惠生主任，现任山西大医院普外科副主任。

社会兼职：山西省抗癌协会肝癌协会常委，中华医学会营养学会山西分会委员，山西省抗癌协会大肠癌协会腹腔镜学组委员，山西省中医药学会三部六病专业委员会副主任委员。

熟练诊治普外科疾病的基础上，目前开展结直肠癌、便秘、炎性肠病、痔瘘裂的综合诊治，擅长腹腔镜消化道肿瘤等微创技术，擅长协调疗法治疗外科疾病。

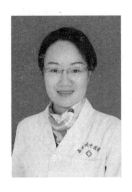

刘爱霞　昌吉州中医院针灸科，中医针灸副主任医师，师从马文辉主任。中国中医药现代远程教育杂志三部六病学术委员会副主任委员，新疆三部六病传承工作站主任。

不仅针灸技术娴熟，而且喜爱经方治疗疾病，把针药有机结合，提高了临床疗效，临床擅长针药并用治疗各种疼痛和风湿免疫性疾病。

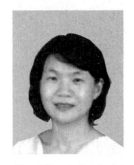

单联喆　医学博士，中西医结合主治医师。大学本科时跟从山西名老中医刘绍武老先生的弟子学习"三部六病"学术体系。西医硕士毕业后从事细胞生物学与遗传学教研工作。2004年正式拜刘老大弟子胡连玺老师为师。2010年考取中国中医科学院医史文献专业博士。2013年进入中医科学院临基所博后流动站。发表中医论文十余篇，协助胡连玺老师出版著作《伤寒一得》，参编《临床家从书——刘绍武》，以及三部六病学术流派等著作共三部。

擅长经方和时方合用治疗内科、妇科、儿科常见病和疑难病，对心脑血管、消化、呼吸系统疾病以及妇科疾病有着成熟的治疗经验。

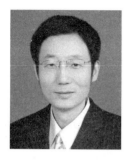

刘建忠 男，硕士，1977年生，山西医科大学病理讲师。师从马文辉主任。山西省中医药学会三部六病专业委员会常委，山西三部六病传承工作站主任。

擅以中西医结合的角度剖析医理，慎察病机，用药直驱疾病本质，擅治高血压、高血脂、肿瘤、抑郁症等。

宋纪育 硕士，主治医师，师从马文辉主任，现任太原市杏花岭区中心医院慢性病科主任。

社会兼职：山西省中医药学会三部六病专业委员会常务委员，山西省医师协会风湿病专业委员会委员。

临床擅用四脉定证、协调整体、突出局部的方法，纯中药治疗2型糖尿病、失眠、便秘、眩晕及内科常见多发病症。

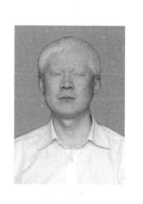

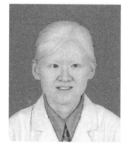

姚博 硕士，主治医师，师从马文辉主任。现在山西中医学院附属医院工作。

社会兼职：山西省中医药学会三部六病专业委员会常务委员，山西省医师协会风湿病专业委员会委员。

临床擅长使用经方治疗呼吸、消化系统急性病，使用协调疗法治疗风湿免疫病、脾胃病、月经病等慢性病。

第五章 人物简介

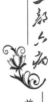

刘敬虾 硕士，主治医师，师从马文辉主任。现在太原市中医医院肾病科工作。

社会兼职：山西省中医药学会三部六病专业委员会常委，山西省中医药学会肾病分会第一届委员会委员。

临床擅长使用经方及时方治疗泌尿、呼吸、消化系统等急、慢性病及内科杂病。

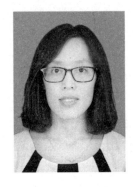